朝日新書
Asahi Shinsho 756

自衛隊メンタル教官が教える

50代から心を整える技術

下園壮太

朝日新聞出版

はじめに――50代は、「老いの入り口」であり、大切なターニングポイント

本書を手にとってくださったあなたは、50代という時期を迎えて、今までとは何か違う、先細り感や疲れ、うっすらとした不安を感じていらっしゃるのかもしれません。

仕事は相変わらず忙しく、疲労がなかなか抜けなくなった。かつては趣味にしていたことが、体力的にしんどくなってきた。人づきあいもおっくうに感じる。新たな趣味を、と思っても、寝食忘れて打ち込みたいものもないし、そもそも自分が何を好きなのかよくわからなくなってきた――。

50代は、体力、気力、脳力が衰えてくる、老いの入り口です。自分の仕事や立ち位置にも先が見えてきて、定年も視野に入ってきます。何らかの「定年に向けた備え」をしたほうがいいとは思うものの、疲れが蓄積しているとフットワーク軽く動く気にもなれません。

しかし、実は50代は、大切なターニングポイントなのです。実際、私は定年を迎えた人が、その大きな変化の時を「うまく乗り越え、充実した日々を歩んでいる人」、あるいは

「うまく乗り越えられず、迷惑老人や孤立老人になっていく」という二極に大きく分かれる現実を見てきました。カギとなるのは、できるだけ早く、できれば50代のうちに、定年後の環境変化に向けたメンタルの心構えを始められるかどうか、です。

私は、陸上自衛隊で、隊員たちのメンタルヘルス教育を担当する「心理幹部」として、20年間勤務してきました。うつやコンバット（惨事）ストレスへの対策を考えたり、「自殺・事故のアフターケアチーム」のメンバーとして300件以上の自殺や事故のケアに関わってきました。2015年に56歳で定年退職し、現在もカウンセリングを続けています。自衛隊は退職年齢が早く、54歳から56歳の「若年定年制」を採用しています。そんな中で私は自分を含め、退職後の人たちがどのような状況になるのかを、この5年間つぶさに見てきました。再就職先になじめた人もいれば、うまく適応できずうつっぽくなったり、辞めてしまった人も多い。そんな私自身も、退職という環境変化にストレスを受け、予想外の体調変化に戸惑いました（1章で詳述）。

私自身、42歳のときにうつになり、精神科を受診し、1カ月の休職を経験しました。元の自分に戻れた、と思えるまでに、1年間のリハビリを必要としました。そのとき、うつについてすでにわかっているつもりでいたのに、支援者として「外側」から見るのと、当事者として「内側」から見るのとでは、こんなにも見える景色が異なるのだ、と驚きました。結果的に私はうつ状態から回復することができ、その経験を糧にすることができていると思っています。しかしいっぽうで、なんとなく生涯にわたってずっとうつっぽさを引きずってしまう人も多いのです。

多くのケースを支援してきて、うつから復活する人、引きずる人、その違いは、「人間への価値観を緩められるかどうか」だと感じます。人はうつになったとき、何を学んで立ち上がっていくのでしょう。

自分も他者も含めて「人間というものは、なかなか思い通りにはならないな」「理屈で理解しようとしても、感情に振り回されるものなんだな」という現実をしっかり認めて受け容《い》れられた人は、必ず復活し、その後のストレスに対しても簡単には折れない心の軸を身につけていきます。

ところが、「うつになった自分」を認められないまま、治療を受けたり職場環境の調整で「表面的に復活」した人は、その気になれば困難は克服できる、と、自分にも他者にも相変わらず厳しいままです。無意識的に、うつだったことを「自身の人生の汚点」ととらえています。自分に対する価値観、人に対する価値観を緩めることができないので、大きなストレスに遭遇したとたんに対人恐怖や自信の低下が強くなり、再びうつに吸い寄せられていきます。

いっぽう、うつになった自分を心から認めることができた人は、必死に学ぼうとします。学校を休み、職場を休み、いったん、これまで蓄積されたものがゼロにリセットされているから、「なんとかしなければ」と真剣になっています。必死で学ぶから、大きな収穫が得られるのです。

復活のときにカギを握るのが「目標の再設定」です。数カ月休み、出世競争の世界からいったん身をひいた人が社会に戻るときには必ず「目標の立て直し」、つまり、目指す山の見直しが必要になります。これまでのやり方で心が折れてしまったのだから、次からは、目標や、やり方を変えていきましょう、と、私はクライアントと併走しながら復活プランを立てていきます。

お気づきでしょうか。50代、そして定年というターニングポイントには、ほぼ、うつと同じことが起こります。

定年後には、それまで当たり前に期待されていた「役割」がなくなり、組織で与えられていた「目標」もなくなり、「収入」も絶たれ、家庭における「居場所」もこころもとなくなります。新たな環境で一から人間関係を結ぶときには、これまで組織で培ってきた価値観を緩めないといけません。組織における生活で硬くなった心、ますます疲れやすくなる体への価値観も緩めなければいけません。このターニングポイントこそ、ゼロリセット。「目標の立て直し」と「歩み方の見直し」が必要になります。

このように、うつからのリハビリと、定年の乗り越え方は、見事にシンクロしています。人生のターニングポイントを迎えた人が何を思い、どこで迷い、躓《つまず》くかを見てきた経験からわかった定年の乗り越え方のエッセンスを、本書にはたっぷり盛り込みました。

50代は、最適のタイミングです。まだエネルギーもある。うまくいかないときには「次、行ってみよう！」と切り替える柔軟性もあります。今だから、いろいろなお試し、味見ができます。それに、定年までにあと10年近い時間があります。何より、現在のあなたは職場という環境でさまざまな人間関係に揉《も》まれているので、価値観をほぐす「絶好の練習場」もある。メリットだらけです。

もちろん、定年後にとりかかっても遅くはありません。なにしろ、これからの人生はまだまだ長い。価値観をほぐし、怒りや不安、悲しみといった感情をケアするスキルを身につければ、あなたはもちろん、そばにいる人にもその波紋は広がっていきます。そうやって身につける「心の整え方」は、資産よりも力強くあなたの生涯を支えるでしょう。

うつからのリハビリの中で、数多くの失敗、練習、学びの経験を重ねた人は、薬もカウンセリングも必要なくなる、うつからの卒業のタイミングになったとき、すっきりした表情で「先のことはわかりませんからねぇ」と言うようになります。

いくら入念に準備をしても、いろいろな予想外の事態が起こるのが現実社会というもの。必要以上に将来を悲観しても、準備に必死になっても、仕方がないところもあります。

我が身に起こるいいこと、嫌なことも「ほどほど」に楽しめるようになる、それが、本書の目指すゴールです。

50代というターニングポイントを大切に取り扱いましょう。今のあなたにできる「小さな一歩」を試してみましょう。経験を重ねるうち、「このくらいのバランスが、自分はそこそこ幸せだな」というラインがわかるようになります。私もそんなシニアとして歳を重ねたい。

ぜひ、あなたも「そこそこ幸せシニア」を目指して、一歩、前に進みましょう。

目次

1章 50代の疲れと不安の正体
――長い人生の「大切な切り替え地点」に気づく　17

2章

〝幸せシニア〟と〝残念シニア〟の分かれ道
——これからの人生を時間軸で俯瞰する

3章

「価値観ほぐし」でぐっと生きやすくなる
――自分も人も「こうあるべき」を緩める

4章

自己満足するスキルを身につける ——新たな目標と生きがいの見つけ方 157

81～93Pイラスト／霜田あゆ美
本文図版作成／加賀美康彦
編集協力／柳本　操

1章

50代の疲れと不安の正体

――長い人生の「大切な切り替え地点」に気づく

「簡単じゃない」と知ることの強さ

1章では、あなたが今、毎日の生活の中で、なぜうっすらと不安を感じたり、先に控える「定年後」が気にかかっているのか。その不安の正体を明らかにするために、「現状把握」をしていきましょう。

おおまかには、

- 50代がどんな不安や疲れにさらされているのか
- 50代は実際に忙しいし、疲れている。自らの状況や定年後について考えることが後回しになりがち
- しかし、気づいた今が絶好のタイミング。今、価値観を修正したり目標を定めたりすることが、ターニングポイントを乗りきる大きな力になる

ということをお伝えしていこうと思います。

最初にお伝えしたいのは、本書は決して「定年までに着実に準備をして、その目標に向

かって1つ1つ問題をクリアしていこう。そうすれば、何も悲観することはない、バラ色の定年後、老後がやってくる！」というような簡単なことが書かれた本ではない、ということです。

実は、「簡単じゃない」という言葉こそ、50代以降の新たな人生を言い当てていると思うのです。

子どもの頃から、学生生活を経て、働き盛りとしてここまで駆け抜けてきた仕事人生は、ある意味シンプルだったともいえます。

たとえばあなたが企業や組織に所属してきたのであれば、「組織の論理のもと、与えられた課題をその都度、クリアする」というのは、その勘所さえつかめば、ルーティン化できるような作業もわりあい多かったはずです（もちろん、子育てや夫婦関係は例外です。こちらは、けっこう複雑な課題です）。

しかし、定年を意識し始めた50代からは、体力や気力、そしてチャレンジ意欲、ストレスへの耐性もすべて、右肩下がりに低下していく時期へとシフトしていきます。

仕事のパフォーマンスが落ち、チームの中心からは外れ、かといって役職に就くわけでもなく――仕事に対しても、体に対しても、うっすらとした挫折感を感じながら定年後の人生に向かって進んでいく。そんな「複雑な作業」をし始めるのが、50代の現実かもしれません。

「複雑な作業」は大変ではありますが、この作業にどう取り組むかで、人生のうまみも、倍増していきます。自らの枠組みを外しながら変化していく過程で、これまでには感じることのなかった楽しみを見つけられる可能性が高いからです。

これからは、「与えられた課題をこなす時期」から、「自分で自分のための課題を選び取り、生き方をデザインする時期」が始まります。

50代が直面する3つの変化

私が日々接しているクライアントを観察してきた結果から、50代を過ぎたときに起こる特徴的な変化を3つ、挙げていきます。

変化① 地頭・地こころが低下する

朝起きたときに「さあ、今日もがんばるぞ」と思えたのは遠い過去のように感じませんか。若い頃は徹夜しても、翌日、いつも通りに活動し、早めに眠れば、ほぼ回復することができました。しかし、50代になると、たった一晩の徹夜が3日、4日、あるいは1週間と響きます。

インフルエンザになど罹《かか》ったら、回復まで早くても1週間はかかる。その後、1〜2カ月ずっと体がだるかったりして不調を引きずります。もう無理はできないなぁ、と思うものです。

仕事現場で、意気揚々と斬新なアイデアを出す同僚に「すごいな、自分にはもうそんな気力はないな」と思うようになります。その〝デキる同僚〟のＳＮＳをチェックしたりして、相手の充実ぶりと自分を比較して自己嫌悪することも。

楽しそうなイベントに誘われても、その後の疲れが気にかかるようになり、断ることが増えてきます。

事務作業にかかる時間がやたらと長くなり、見直したつもりでも見落としミスを頻発。「これ、言ったよね？」と部下を叱ったつもりが「聞いていませんよ」と言われることも。「こんなことがあってね」と話すと「この間も聞きましたよ」と苦笑いされたり。自分のあやふやな記憶に自信がなくなってきます。**記憶力の低下は、「自信の喪失」と強く関わるので、気持ちが沈む原因となります。**

「成長」も止まります。

私自身、テニスが趣味なのですが、練習で「こうすればいいんだ」というコツを発見しても、しばらくすると忘れてしまい、コーチに言われて同じことを何度も「発見」するのです。若い頃は発見したことをちゃんと覚えていて、実際に活《い》かすからテクニックの積み上げができたのです。しかし、年齢を重ねると、技術が積み上がっていかず、同じ地点を足踏みしているように感じます。何か習い事をしている人、特に、体を動かす系のジャンルで、行き詰まり感を覚えている人も多いかもしれません。

こんなふうに、全体的に〝地頭〟〝地こころ〟がじわじわと低下してくるのが、50代の現実です。これまで一生懸命使ってきたのです。一種の経年変化、とも受け止められます。しかし、残念ながらこの実感は年々、強くなっていきます。

ただし、経験値やスキルの面では、年齢とともに高まっていく要素もあります。柔軟性や包容力といった〝地こころ〟は、まだ変えていく余地があるのが、50代。本書では、「変えられないこと」と「変えられること」を見定め、どう行動していけばいいかを考えていきます。

変化② 新たなことへのチャレンジ意欲が低下する

50代からは、新しいことにチャレンジする意欲も低下します。

「仕事以外に、趣味を今から見つけようと言われても、何も浮かばない」と思う人は、まさにそれ。あなたの本能が「チャレンジ」を避けたがっているのです。

これは、人間に生物学的にプログラムされた仕組み、ととらえると、理解しやすいのです。年齢を重ねれば重ねるほど、これまで生きてきた時間のほうが長くなり、残された時間のほうが少なくなっていきます。

残された人生を「逃げ切りの期間」とすると、「変化」よりも「継続」したほうが省エネになる。なぜなら、変わるためには大きなエネルギーが必要になるからです。今、体力も気力も衰えているのに、違うことを始めるのはエネルギー消耗以外の何ものでもありません。**これまでのやり方でなんとか生きてこられたのだから、わざわざリスクの大きい「変化」を選択する必要はないと、あなたの本能が判断するのです。**

こう聞くと、「それなら本能に任せたほうが、エネルギー消耗も少ないし、健康のためにもいいんじゃない?」と思いそうになりますが、あなた自身が変わりたくなくても、今は社会の変化がすさまじい。対応するには、どうしても自分も変化していかなければならないのです。

また、この「チャレンジ意欲の低下」は知らず知らずのうちに、あなたの心の「がんこ化」を促進していきます。

これまで社会で働き、がんばってきた。50代は集大成の時期を迎えています。自分の得意分野もある程度確立したから、それ以外の未知の分野にチャレンジするのは正直きつい。しかし、あまりにがんこになると、高齢になったときに周囲から煙たがられ、嫌われる「迷惑老人」への入り口になります（2章で詳述）。

「変化が怖い」という気持ちは、「がんこ化」のサインかもしれません。

変化③　ストレス耐性が低下する

歳《とし》を重ねると経験値が増えるから、丸くなる、若い頃よりもへこたれにくくなる、トラブル対処力が高くなる。そう思う方もいるかもしれませんが、一般的に50代以降、「ストレス耐性」は落ちていきます。特に、人間関係にストレスを感じやすくなり、引き込もったり、イライラしやすくなったりします。

実は、「人生経験を積んだから自分は丸くなった。歳のせいか、ちょっとのことでは腹は立ちません」などという人に限って、キレやすい状態になっていることがあるのです。

これには、エネルギーの低下が関係しています。

ちょっとイラッとする出来事が起こったとしましょう。そのとき「私は怒らない」と決めた人は、怒りの感情をぐいっと抑えつけます。しかし、抑えつけるのにもエネルギーが必要です。**50代以降は、エネルギーそのものが低下しているので、何度も怒りを抑制することが繰り返されると、あるとき抑えつけることができなくなり、ボンッと怒りが飛び出す。怒りに乗っ取られやすくなるのです。**しかし本人は「ちょっとのことでは腹を立てない自分が怒るんだから、よほど相手が悪いんだ」と反省の色なし。「自分は正しい」という思いをなかなか曲げられません。

お酒を飲んで酔ったときなどはさらにこの仕組みが働きやすくなります。飲酒運転が禁じられるのは、反射神経がきかなくなるから。危ない、と思ってもブレーキを踏む反応が遅れると命取りです。酔うと、感情を抑制する反応が働かなくなるので、ケンカしたり、涙を流したりしやすくなりますね。

自分は怒りをマネジメントできている、と自覚している人ほど、知らないうちに周囲から「あの人は怒ったら手がつけられない」と煙たがられているかもしれません。ストレス耐性の低下、そして、その背景にあるエネルギーの低下に適切に対応すること、つまり「疲労のケア」がこの先はいよいよ大切になってきます。

私も定年後、声が出なくなった

ここで、私の自衛隊退職直後の経験を聞いていただきましょう。

自衛隊は定年が早く、平均で55歳であることは、「はじめに」でもお話ししました。まだ十分働ける年代です。定年が早いために、次の働き口を探す再就職斡旋《あっせん》プログラムというありがたいシステムがあります。ところが、再就職先に移って順風満帆か、というとそうでもない。苦戦している先輩方の話は、ちらほらと聞いていました。

自衛隊は、規律正しい組織。だから、真面目な人が多いのです。真面目ゆえに、「与えられた内容以上の仕事をする」人が多く、それで充実感を得ている。もちろんそういった姿勢は再就職先でも高評価を受けます。

ところが一方で、**「真面目で働き者であるがゆえに、再就職先で疎《うと》まれてしまう」というパターンもある**のです。

よかれと思って、正しいことだと思って細かい仕事を見つけてあれこれとがんばるのですが、再就職先では、「なんでそんなことまでするんですか。私たちまでそれをやらなくてはいけなくなるじゃないですか」と反発を受けてしまうことがあるのです。自らの「正しさ」という価値観が強すぎるために、周囲と足並みが揃《そろ》わず、善意が空回りする。すると、それまでの自分を否定されたように感じ、大きなショックを受けます。長期間、均一な論理や規律の中で過ごした結果、「自衛隊的な価値観」しか知らない、箱入り息子的なところがあるのが自衛官なのです。

定年を55歳で迎え、60歳にならないうちに亡くなる人の話もたびたび聞きました。どうも、マネジメント職にある人よりも、「与えられた任務をきちんとこなしていく立場」だった人に多いようです。おそらく、あまり自己裁量権がなく、仕事を与えられることに慣れていた人が、まったく違う職場に行くことで環境のギャップを感じ、心身への負荷が大きかったのでは、と私は想像しています。

私は心理教官だったので、先ほど述べた、50代以降の「3つの変化」について理解をしていました。エネルギーは少なくなるし、新たな挑戦も負担になりそうだ。退職後の世界は「自由になれる」いっぽうで、自分では予想もつかない心身のストレスに遭遇するかもしれない……。「これは、退職より10年ぐらい前から、時間をかけて次のステップに向けた準備をしておいたほうがいい」と思ったのです。

私は、退職する前から、ほんとうに実力のあるカウンセラーを育てる活動を、自衛隊の仕事とは別にボランティアとして始めていました。そして退職年齢からさかのぼって10年前である45歳のときに、仲間を集いNPO法人「メンタルレスキュー協会」を立ち上げたのです。退職し、NPO法人の理事長となり、それまでも行っていた心理カウンセリングの仕事や講演、執筆を継続、と、客観的には「万全の離陸をした」といえる状況です。それでも、退職後数カ月した頃に、なぜか突然声が出なくなってしまったのです。

講演中に、声帯がつぶれたように、声がかすれてしまい、話そうとすると咳《せき》も止まらなくなってしまうのです。いったいどうしてしまったのだろうと心配になりました。かと言って、その他の不調はない。一般的なものだろう、受診するほどのことではないと言い聞かせ、市販ののど薬で対応していました。それでも、講演の予定はぎっしりです。講演が終わる度に、疲労困憊《こんぱい》です。声のかすれや喉の不調は、結局半年ほど続きました。

今思えば、それは自覚のできていなかったストレスが原因だったのでしょう。自衛隊に所属しながらも講演や執筆活動をしていた当時、私は組織からの制約を感じていました。

退職して、その制約から解放され、いざ自由になったわけですが、生活リズムが大きく変わりました。

それまでは、朝6時には自宅を出ないと仕事に間に合わないので、判で押したように規則正しい生活を長年送っていました。それがなくなり、朝はゆっくりできる。しかし、「全力で走っている」状態から、「ゆっくりペース」に自分を順応させることがストレスになったのだろうと思います。歩むペースをゆっくりに落とす、そういう「楽になる方向の変化」であっても、一定の技術が必要で、負荷がかかるのだということをあらためて発見しました。**これまで速いペースで走っていた人が、急にゆっくり歩くようにするのも難しいことなのです。下手をすると、そこで大きく転ぶこともある、**ということです。

人は、年齢を重ねるとそれほどまでに「環境変化」から大きなストレスを受けるのです。

田舎暮らしの成功・失敗を分けるもの

朝夕の通勤ラッシュから解放されたら、空気のおいしい田舎に移住したい、と思う50代の人も多いと思います。確かに、長期休みのときにこまめに出かけてリサーチしていると か、お試しで住んでみて現地の人とのつながりを育てるなど、少しずつステップを踏んで

「田舎暮らしのリハーサル」をしていた人は、うまくいっている例が多い。

しかし、それまでの経験がゼロのまま、ぽんと移住した人は、大きな環境変化に適応しにくいのです。そもそも60代ともなると、心身のエネルギーが低下しているために、ストレスへの耐性も落ちている。田舎の排他的な空気を感じたり、ゴミの捨て方で注意を受ける、町内会費が高い、畑を始めたけれどうまくいかない、こんな逆風を受けるとエネルギーが枯渇してしまい、「虫がいる」ことにすら耐えられなくなり、挫折してしまいます。

これを私は「人生の急ハンドル」と呼んでいます。

生き方は急には変えられません。定年後はなんでも好きなことができる、と、無邪気に急ハンドルを切っても、人間にはホメオスタシス（恒常性）があります。**大きく急ハンドルを切ると、必ず元に戻ろうとする力が大きく働きます。**いきなりごはんを抜いてやせようと思っても、我慢は続かず、結局食べすぎてリバウンドするのと同じです。

エネルギーや柔軟性のある若者であれば、急ハンドルを切っても対応できます。18歳で大学受験をした子が、一人暮らし、誰も知りあいのいない大学、新しいバイト先、と、まったく未知の環境でも比較的すぐに対応し、エンジョイできてしまう。あなたもそうだったかもしれませんね。しかし、若い頃と比べて、定年後のエネルギー量は、半減するといっても言いすぎではないくらい、少なくなっています。変化に対応する時に重要な自律神経の働きは20代に較べると50代は3分の1に落ちているそうです。**「地頭・地こころ」「チャレンジ意欲」「ストレス耐性」が低下している。そのことをきちんと認識し、「10年かけて、ハンドルを切る準備」をしましょう。**10年かけて準備した私でも、大きいストレスを感じたわけですから、心構えは、入念にしておくにこしたことはありません。

「思ったようにいかない」のが、うつのリハビリ

「うつからのリハビリ」と「定年後」は意外と共通点が多い、ということについては「はじめに」でもお伝えしました。

この2つの要素は、

- **環境がリセットされる**
- **自分を含めた状況がどんどん変化するので、これまでとは違う目標の立て方が必要になる**
- **簡単じゃない**

というところが、とても似ています。

少し話がそれますが、大切なことなので、この点についてまずご説明しましょう。

うつ状態になった時の特徴的な状態として、自信がなくなり、自分を責め、不安や後悔の念にさいなまれるようになります。ひどくふさぎ込み、何もできなくなる「急性期（落ち込み期）」には、心身両面の疲れを回復させることが最優先となります。仕事も休職し、じっくりと休養をすることが必要になります。

病状が安定し、食べたり眠ったり、散歩をしたりということができ始める「回復期」になると、規則正しいリズムで生活をしたり、これまでを振り返り、考え方の癖を修正するなど、「自分を見つめる」という作業を少しずつ始めます。

それらが順調に進んだら、「復職準備（リハビリ期）」となります。今、医療機関やその他自治体などの管轄機関で、復職支援プログラムを実施する取り組みが徐々に増えています。

うつからのリハビリが目指すゴールは、人それぞれの症状や状況にもよりますが、職場への復職やもとの日常生活に戻ることを意味します。リハビリを経て本来の自分に戻るまで、最低でも半年、通常1年ぐらいはかけることになります。勤務していた職場への復職支援プログラムは、復職へのなだらかな着地を目指す、よいシステムとして機能する場合もあります。

しかし、カウンセリング現場から現状を見てみると、このプログラムが皮肉にも、うつからの復職を阻むケースが一定数あるようなのです。

復職支援プログラムでは、職場への通勤や勤務を想定するので、決められた時間に決められた場所に通う、というリハビリを行います。

最初は週1回、やがて週2回、週4回、というふうに増やしていきます。目標とする「復職の日」を仮に設定し、その日から逆算して、実際の仕事に近い事務作業やミーティング、軽作業、軽い運動などを取り入れます。

一見するととてもわかりやすく、この通りに徐々に慣らしていけば復帰はスムーズにできそう、と思えるプログラムです。

しかし、**うつの人の心身の状態は、健康なときには想像できないような「揺れ幅」があります**。昨日の段階ではきっと行けると思っていたのに、今朝起きたら体が石のように重たくて嫌な気分しかしない。そういうことが、当たり前に起こります。理由もわかりません。「できるかも」と抱いた希望が打ち砕かれ、落ち込みます。その人を見守る家族も、良くなってきたかも、という期待が裏切られたように感じます。うつの本人にとってはそういった家族の表情を見るのも、とても苦しい経験となります。

目標は「達成するべきもの」ではなく、「トライしてデータを取るもの」

通常の組織では、ある課題が設定されると、「担当は、この部署の○○さんと△△さん。担当者はこういった作業をして、この期間までにこの課題を達成するように」と指示が出されます。担当する作業の範囲も、決められます。組織に所属する人はこういった細分化された指示をこなすことに慣れているので、「目標は、与えられ、クリアするもの」という思考回路を定着させています。

しかし、復職支援プログラムで同じように「与えられた目標を達成すれば、良くなるものだ」という思考でいると、その希望は簡単に打ち砕かれてしまうのです。しかも、自分が「できなかった」せいで。「この時間にここに行く」などという子どもでもクリアできる課題すらこなせない自分に失望し、うつ症状がぶりかえし、再び悪化してしまうことが多いのです。

あなたの身近にそんな人がいたら、どう声をかけますか。

「じゃあ、次は失敗しないために、何を改善するか、もう一度考えましょう」

通常、こんなふうに言うかもしれません。ビジネス現場で部下が失敗しても、上司が言いそうな台詞《せりふ》です。でもそれではサポートできないということは、これまでにお話ししました。

うつのリハビリ支援のプロである私は、クライアントにこうお話しします。

「確かに残念だけど、仕事の目標と人生の目標は違うのです。人生の目標は自分が次にどこまで成長できるのかを探るためのものです。だから実際にやってみないとわからないですよね。

今回は『今は、この目標がまだムリな状態なんだ』というデータが取れた。それをもとに次の目標や別のルート、注意事項を考えていけばいいのです」

トライできるという幸せ

「トライしてデータを取る」は、うつのリハビリで大事な考え方ですが、人間を理解したいときや、人生を見つめるときにも共通した本質的な考え方だと私は思っています。

人間はそもそも、「揺れ幅」があるのが自然です。疲れをためていたり、自信を失ってエネルギーがなくなっているときにはなおさら、大きく揺らぎます。揺らいだまま、なかなか元に戻れなくなるのも日常茶飯事です。
うつの人は、何度も何度も失敗を繰り返し、自らの揺れ幅を体感します。そして、失敗のたびに、死ぬほど苦しみます。

けれど、その経験を通じて**「人生というものは、与えられた目標を単にクリアして直線的に進んでいくものではなく、変化する自分と変化する課題の中で、何度も試行錯誤しながらバランスを取っていく作業なんだ」**ということに気づいていくのです。

その発見は、その人の一生を支えます。なぜなら、自分のイメージ通りにいかなくて自信を失い、未来を不安がってばかりの人は、すべてに不足・不満を感じ、周囲や自分を呪ってしまうことが多いのです。ところが、とりあえずトライできるチャンスがあると思う人は、人生にムダなプレッシャーを感じず、自分のそばにすでにあったものの豊かさに気づき、感謝する人に変わっていくのです。

「トライしてデータを取る」という考えは、人生を、楽観的に、感謝の気持ちで見つめるための1つの秘訣《ひけつ》だと思うのです。

50代を過ぎ、定年を控えてざわざわする不安を感じているあなた。また、なんらかの準備を始めたいと決めてこの本を手に取ってくださったあなたも、きっと、これから迎える定年後や老年期において、繰り返し「ややこしい課題」に直面するはずです。

あなた自身が何か新しいことを始めようと張りきっていても、難しい課題の仕事で休日返上となったり、異動が決まって新たな環境に四苦八苦したり、急に親が倒れたり、子どもが就職しないと言い出したり、自分に病気があることがわかったり。こんな横やりが入ることもあるでしょう。でも、大丈夫、それも、想定範囲内なのです。

「簡単じゃない、ややこしい」。でも、「トライしてデータを取る」。

このフレーズをまずは頭に入れて、ときどきつぶやいてみてください。

まったくスムーズにはいかない道のりにうんざりしてしまいそうになったときには、「今、これまでの価値観が揺さぶりをかけられているんだ」と思ってください。つまり、ターニングポイントを迎えたあなたの、まさに脱皮のチャンスが訪れているのです。

単なる目先の目標や手段の変更の話ではなく、生き方そのものへのトライ。そのチャレンジ方法は3章の「価値観ほぐし」で、また目標変更のトライに役立つ「好きなもの探し」は4章で解説します。

定年後と比べて、50代にはまだエネルギーもあるし、フットワークも軽い。価値観や新しい目標探しの試行錯誤を始めるにはベストのタイミングなのです。

漠然とした不安をどう力に変えるか

何かにトライしようと思うけど、定年後のことを考えると、そわそわと落ち着かない。嫌なイメージばかりが浮かぶので考えないようにしている。

何から始めていいのかわからない。このように漠然とした不安が行動を妨げている事も多いようです。

そういった気持ちでモヤモヤしているあなたに、1つ、アドバイスがあります。

まず、感情の基本的な仕組みを、理解しましょう。

感情理解における大きなポイントは、どんな感情においても、「この感情はいったいどういうことを自分に望んでいるんだろう」と考えてみることです。

なぜなら、「すべての感情には目的がある」というのが、私の感情のとらえ方の基本だからです。

感情のメカニズムについては、あらためて3章、4章でしっかりとお伝えしていきますが、ここでは一例として、定年に向けたそわそわ、つまり「不安」についてお話しします。

不安という感情は、宿主《やどぬし》であるあなたに「今、直面している危機に対してすぐに対応せよ」という指令を出します。

行動をうながす感情だからこそ、定年後について情報を集めたり、戦略を立てて少しでも手をつけ始めることによって、不安という感情を「行動するパワー」に変換していくことができます。仕事も、ただ何もせずに考えていると不安になるばかりですが、1つ1つ、作業を始めるうちに弾みがついてくるもの。「自分は課題に対してなんらかの対処をしている」、と感情が認識すれば、不安は自然とおさまっていくのです。

自衛隊が採用する、ストレス時の思考手順

不安に対して、どのような戦略を立てていけばいいでしょう。

私は、自衛隊で、隊員の精神面をケアする「心理教官」という役割を与えられたことをきっかけに、さまざまな「感情」や「疲れ」のメカニズムを理解し、効果的にケアする方法を探ってきました。

自衛隊の隊員は、地震や津波、豪雨といった自然災害の後の救援活動に派遣されたり、ときには海外の紛争周辺地域にも出動します。肉体的、精神的に非常にストレスフルな場に直面することも多い。何の前例も決まりもない「現場」で、速やかに状況を正しく把握

し、自らを客観的に分析し、任務を達成するというのは、とても難しく厳しい仕事です。

派遣要請が来て、一定期間活動した後に「自衛隊は本日で撤収しました」と報道されると、「現場の事態は収束していないのに撤収？　中途半端では？」という反応がある場合があります。しかし、自衛隊は、派遣された時点で、「自分たちの仕事範囲はここまで」ときっちり線引きをしているのです。決められた仕事を全うしたら、あとは現地の自治体や警察にバトンタッチをする。そうやって仕事範囲を線引きし切り分けることが、「またいつ、どこに派遣されることになっても万全の態勢で出動する」ための自己管理になるからです。後ろ髪を引かれたり、中途半端な判断をすると、心身の疲労を引きずり、かえって危険を招くのが人間だからです。**感情や疲れの性質をとことん知っておくことが、後々のダメージを防ぎます。**

危機的な状況であっても最善の判断をし、エネルギーの過剰な消耗を避けるために、部隊をとりまとめる自衛隊幹部が取り入れているのが「戦術的思考」という考え方です。

50代以降の人生の切り替え方、定年後の不安への対処の仕方は、「簡単じゃない」ということはお伝えしたとおりです。そこで、この思考法を採用してみましょう。

戦術的思考とは、現状を「任務（テーマ）」「敵」「自分」「環境」「時間軸」といった視点に切り分け、それぞれを分析し、最終的に、任務への総合的な「取り組み方」を決めるものです。

人は通常、何か目的や目標を設定したときに、そこに向かう手順について考えますが、意識しないとその切迫性ゆえに、取りこぼす要素がたくさんあります。

その見逃しが、現場で命取りになったり、隊員の士気低下の原因になったりするもの。そこで、動いているうちに視界から消えてしまいがちなことをあらかじめ備忘録的にリストアップし、それを1つ1つ、つぶしていくように思考し、行動するのです。特に疲労やストレスが大きい時は、思考が狭まり、「思い込み」で重要な判断をしてしまうリスクが高くなってしまいます。そんなときこそ、「戦術的思考」が威力を発揮します。

定年後について、以下の4つの要素で見てみましょう。ここでは「敵」は「テーマ」の中に含めて考察します。

まず**「テーマ」**。ここでは定年後の人生全般です。お金のことと健康のことが気になるかもしれませんが、その2つについての情報は巷《ちまた》にあふれています。ここでは特に生きがい、ストレス、人間関係、価値観などについて考えてみようと思います。

戦術的思考の４つの要素

テーマ	定年後の生活全般を一生懸命考える
環　境	テーマに関連する情報を努めて客観的にリサーチする
自　分	意外と見落としがちなので意識してきちんと見つめる必要がある
時間軸	忙しいときは「今」に集中するので見落としがち

では、**「環境」**はどうでしょう。自分はどのように老後を過ごすかを「自分ごと」として客観的にとらえ、解決していく必要があります。その考察に必要なデータを集めてみます。社会の状況の中で、「2000万円問題」「老老介護」など、取りざたされるキーワードは敏感に拾っているかもしれません。

これまでの日本は、人が年老いても、子どもたち、あるいは孫たちが高齢者の面倒を見る、という家族制度がありました。ところが、これからの私たちの老後は、これまでとは大きく異なってきます。「時間軸」にも関わりますが、「AI時代」という変化は定年後を考察するのにどうしても避けられません。

4つの要素で見落としがちなのが**「自分」**と**「時間軸」**です。

毎日仕事で忙しく、考えなければいけないことも山積み。社会や経済については強くても、意外と見落としがちなのが、**「今の自分の状況」**です。「若い頃と変わらずいたい」と願うあまりに、現状を直視できない人もいます。

さらにもう1つ、視点を広げた**「時間軸」**となると、多くの人が、漠然とした「なんとかなるさ感」できちんと将来を見すえようとしません。

しかし、4つの要素のうちこの2つの要素がすっぽり抜け落ちてしまうと、前へと進む道の視界の半分が遮られているようなもの。無駄に消耗したり、躓いたり、取りかかってもいっこうに成果が得られない、という非効率なことになりかねません。

まず、**「自分」**を見つめるというプロセスを進めましょう。それを踏まえて、**「時間軸」**については、さらにシニアになった時期を見つめていく2章で、取り上げていきます。

今の自分を冷静に分析してみよう

「50代が直面する3つの変化」（20ページ）で紹介したように、私たちはどうしても老いという変化に直面せざるを得ません。でも見たくない、知りたくないというのも本音です。また50年も生きていると知らず知らずのうちに自分なりの生き方の癖ができているものです。癖ですから、自分では気がつかないことも多い。老いや生き方の癖はこれまでの生活では、それほど大きな問題ではなかった。ところが環境変化の激しい定年後を生きるには無視しては通れません。ここで一度シビアに自分をふり返ってみてほしいのです。私がカウンセリングで定年後の障害となり得ると感じている思考の癖を4つ紹介します。その緩め方のヒントもお伝えするので参考にして下さい。

チェック①　固定的な目標意識を持っていないか

定年後に向けた準備を50代から始めたほうがいいことはわかった。

また、人は急には変わることができない。急ハンドルを切ると、大きな負担になるし、行き先がわからなくなってしまうことが多いこともわかった。

でも、そもそも自分はどこへ行けばいいんだっけ——。こんな考えが浮かぶかもしれません。

「目標の決め方」「目標への進み方」については4章でしっかりお話ししていきたいと思

いますが、ここでは人間にとっての「目標」の位置づけを投げかけてみたいと思います。

子どもの頃には「大きくなったらこんな職業に就きたい」ということを繰り返し書かされます。会社に入ると売上や課題など、「目標」が設定されることが多い。でも、目標って、人間にとって必須のものなのでしょうか。それとも、学校教育や家庭のしつけで「目標を持つべき」と後天的に定められたものなのか。フーテンの寅さんは、特に大きな目標はなさそうだけど、楽しく生きているように見える——。

私は、**目標とは、「感情」と同じように、「人間に本質的に備わっているもので、ある行動を効率的に行うための指針」**と、とらえるとよいのではないかと思っています。

人間が意識しようとしまいと、生きている限り、目標が存在します。

地球上の生き物としてのヒト、という視点で考えると、食べる、眠る、生殖する——。人間が生命をつなぐことに直結する目標はつねにあり、それに向かって効率的に動けているときに人は幸せを感じやすいようにプログラムされている。逆に、それを邪魔されると腹が立ちます。目標を邪魔されることが、命の危機につながるからです。

「目標がある人は強い」と私たちはいいますね。目標に向かって素直に向かっていける状態だと、疲れも感じにくくなります。実際、エネルギーの無駄遣いがないのです。反対に、

「自分の目標とは異なることに無駄な作業をさせられること」が、人間にとっては最も苦痛なことです。

人間は、動物としてのエネルギーを大事にしていて、その使い方にすごく敏感にできています。無意識であっても、自分で立てた目標に無駄なく進んでいることが、幸せを感じるコツといえます。

ですから、成長したり、お金をもうけたり、**誰かの役に立ったり、社会に何らかの貢献をする、という立派な目標でなくてもいい。自らが楽しい、心地よい、要するに、あなたが生き物として充実を感じる目標も、とても大切なものなのです。**生きていて、それをしているときにあなた自身が「楽しい」「心地よい」と感じられるかどうかが大事です。50代以降の人生を考えるとき、目標についてはそのくらい、幅を大きく持たせて探してほしいと思います。「これは意味のあるものなのか」と、思い込みで作ったフィルターで、自由な思考を阻まないようにしましょう。

チェック② 被害者意識が考え方の軸になっていないか

受動的に、指令されたミッションだけをこなしている人は環境変化に弱い、というお話をしました（27ページ）。

大切なターニングポイントである50代以降、誰もが意識したいこととして、私は「あえて自分で選んでいく」ことを心がけてほしいと思います。

目標をいったん失ってしまうのが、定年というピリオドです。だからこそ、次の目標はこれ、それを達成したらこれ、と小さな目標を自らの手で作り続けていくことが、幸せのコツとなります。つまり、「自ら目標を作る・選ぶ」ということが大切です。

「今日、自分はこのためにここにいる」ときちんと意識をすること。

自分の行動を自分で決められないと、どうしても「やらされてる感」が強まります。「なんでこんなことをやらされなくてはいけないの？」と思いながらする仕事では、あなたの中の不平不満分子の声が大きくなることは経験済みのはず。「だるい」「つまらない」「こんなことより別のことをしたい」というふうに。

試しに、退屈な会議などのときに、「今日ここにいる理由」を意識してみましょう。「今日は、自分はこのために来た」。こう思うだけで、組織に翻弄されている感じや、被害者意識のようなものが薄れて、「さあ、何か場を活性化させる意見を言ってさっさと終わらせよう！」と前向きな気持ちになれるかもしれません。

「やらされてる感」を手放していくと、「自分の価値観で選ぶ」ことがどんどん上手になっていきます。そうしておけば、定年後に100％満足できる新たな仕事が見つからなくても（多くの人はそうかもしれません）、「なんで私がこんな仕事をしなきゃいけないんだ」と不満に思うことが減るのです。自分でこの仕事を選んで、今ここにいる、という感覚が重要です。

チェック③　生活のほとんどを仕事で埋めていないか

50代からぜひ意識したいのは、定年後、再雇用されたとして、その期間が終わったあとにやってくる**「何もしない生活」をリアルにイメージしてみる**ことです。

再びうつからのリハビリの話ですが、働きづめでやってきて、突然うつになった人は、「休みなさい」と言われて休養することが大変に苦痛なのです。ここにも定年後と共通するヒントがあります。

今、とても忙しくしている人は、「休みなさいが苦痛だなんて」、と不思議に思うかもしれません。もちろん、リハビリの最初の1カ月ほどは、確かに「休んでいい」と言われるとほっとします。しかし、その後、少し体調が回復してくると、日々をどう過ごしたらいいのかわからず、苦しむのです。本を開いても、仕事をしていたときの目的思考が過剰なために、「自分は何のためにこの本を読んでいるんだろう」と思い始めます。これを読んで、これからどう活かすんだろう、と意味を求めるのです。

このようにうつのリハビリで何もしないことが苦痛になる人の共通点は「生活のほとんどを仕事で埋めていた」こと、これに尽きます。

定年後、あなたは同じようにならない自信があるでしょうか。

65歳に再雇用も終わると「もう来なくていい」と組織から言われる。もう自分は誰にも必要とされていない、やることがなく自宅にいる生活の苦痛を「軟禁生活」と表現する人もいます。

日常のほとんどを仕事で満たし、効率や意義を中心に、時間を過ごしてきた人は、定年後の時間に「意味」を見いだせずに予想もしなかった虚無感を感じてしまうかもしれません。

そうならないために始めたい「好きなこと探し」のコツは、4章でお伝えしましょう。

チェック④　何ごとも「我慢で乗りきる」ことが大好きではないか

仕事中心で頑張り続けてきた人の1つの特徴は「我慢することで快を得ている」ことが

多い、ということ。組織の中で対人トラブルや上下関係に揉まれていると、どうしても「我慢する」習慣が身についてきます。

我慢で乗り切る癖を身につけた人は、「我慢できた自分は素晴らしい。そんな自分が心地よい」という評価を我慢のたびに自分にするようになります。そうしないと、理不尽なことを飲み込みながらがんばる意味が見つからないからです。

しかし、これは裏を返せば「我慢することがなくなったときに、快を得られない」ということ。うつ状態になったあるクライアントは、「毎日、8キロ走っています。雨の日も、風の日も」と言うのです。でも、私はその人がうつだとわかったので、「今日から走るのをやめてください」と言いました。そう言われるまで本人は、「走ることをやめたら自分は折れてしまう」と信じ込んでいたのです。走ることができている自分を頼りに、なんとか精神を保っている。**これがないと壊れてしまうから、怖くてやめられない。このような精神状態を私は「しがみつき」と呼んでいます。**仕事にしがみつく、走ることにしがみつく、お酒にしがみつく、ギャンブルにしがみつくなど、本当は本人をむしばんでいることに気づかず、やめられなくなる行為が「しがみつき」です。

走るのをやめたその男性は、底を突いていたエネルギーが回復し、順調に回復していきました。

あなたは、我慢にしがみついていませんか？

がんばり屋の人、理不尽なことに我慢するのがうまくなって**「我慢できた自分はえらい」と自分を支えてきたあなたは、仕事という目標がなくなると、一気に空っぽになってしまう**かもしれません。実際に、そういう人はとても多いと感じています。

特に、50代は、仕事面での裁量も増え、仕事の面白みがようやくわかってきた、という、脂ののった世代でもあります。しかし、どうか、その忙しさだけに埋没せずに10年後への準備のスタートを切りましょう。今は調子いい、と思っても、「地頭・地こころ、チャレンジ精神、ストレス耐性の低下」という「3つの変化」は必ずやってきて、しかも、年齢とともに加速していきます。

定年後はできない「練習」が、今だからこそできる

50代からスタートを切るメリットは、**「ただ毎日生活しているだけで練習ができる」**ということです。

今、仕事で手一杯で、新たなことに手をつける余裕などない。そういう人は、「3つの変化」がうっすら見え始めているものの、見ないことにすることもできるわけです。見ないことにしたい、という人はおそらく、そのために時間をとらなくてはいけないのではないか、というおそれがあるはず。でも、そんなことはありません。

たとえば、3章では「価値観をほぐす」というスキルを身につけていきますが、それは日常生活を送りながら並行して練習ができるものです。

今部下を怒ったけれど、私自身、どう思っていたのかな。部下には気合いが足りない、我慢する力がない、と腹を立てたけれど、彼（部下）にはもしかしたら家で何かあったのかもしれないし、気合いや我慢を最近の若い世代に求めても、効果は薄いのかもしれない、と立ち止まって考えてみる。数字に追われて仕事を懸命にやってきたけど、そもそも私は仕事に何を求めているのか、といったことも考えてみる。このように、いろいろな見方を取り入れることが、まさに**「価値観をほぐす練習」**になるのです。

これは、定年になり、人と会わない生活になるとなかなかできない練習です。

職場での位置づけも徐々に変えていく

体力も気力も衰えてくる。がんばる一辺倒だった価値観を手放していく。**50代からは第**

一線を退く撤退戦となっていきます。

「じゃあ、いったい私には何が残るんでしょうか？」というクライアントには私はこんな話をします。

これまで完投型でがんばってきたピッチャーがいる。でも、調子を維持できるのは35歳ぐらいまでで、40歳近くなると変化が訪れます。しかし、すぐチームから放り出されるわけではありません。経験値は上がっているし、10球ぐらいであれば150キロの速い球を投げることができる。だから、抑えや中継ぎ投手に回っていくのです。

ここぞというときに期待され、登板する。もちろん、衰えはきているわけだから、100％期待に応えることはできないでしょう。しかし、そのうち何回かはすごいパフォーマンスを発揮する、そんなベテラン選手を目指すのも面白いのではないでしょうか。

職場での位置づけの変化を認めて、勝負の場を変える。そして、その場に応じて自分を運用していく。これが50代からの立ち位置の調整法となっていきます。

今までと同じ場で、同じように戦いたい、と踏ん張るよりも、ほどよくあきらめて、調整していく。「そうさせられた」のではなく「自分で選んだ」と思えば、被害者意識を感じることもありません。

なお、老後について、「お金」のことを不安に思っている人も多いと思います。

しかし、本書ではお金のことには、あえて触れません。私はお金の専門家ではありませんし、むしろ、お金は「不安要因」となりやすい。投資をして殖やそうとすると、つねに相場の変動が気になり、不安にさいなまれることもあります。

お金があれば、生活も支えられ、娯楽にも使うことができます。しかし、それによって満足できるかどうかは、精神性（価値観、心構え）次第です。**何不自由なく暮らしていても、口から出るのは不満ばかり、というタイプの人もたくさんいます。**

それよりも、目標に向かって進むときの幸せや生きがいをいかに感じられるかが、生涯のメンタルをどっしりと支える土台となります。価値観を緩めて、生きがいを増やしていく、そのスキルを高めていくと、お金の不安は小さくなり、「あるもので何とかやりくりしていくか！」とおおらかな気持ちになれるものです。

1章 まとめのひとこと

50代は、エネルギーが低下し、
チャレンジ意欲もストレス耐性もダウンし始める。
だからこそ、
自らの枠組みを外しながら
新たな歩み方を模索するのです。

2章

〝幸せシニア〟と〝残念シニア〟の分かれ道

――これからの人生を時間軸で俯瞰する

「知らないうちにこうなっちゃった」と思わないために

1章では、50代になって何らかの衰え、考え方の癖ができてしまっている「自分」というテーマで考えてきました。

2章では、この先、おそらくあっという間にやってくるシニア期を、時間軸を利用しながら見つめていきましょう。

50代はこれまでのやり方を変えていく、大切な「切り替え地点」。そして、人生の後半がここから始まります。

●50代以降を「準備期」「陽の時期」「陰の時期」の3つでとらえてみる
●年老いると迷惑老人、孤立老人など「残念シニア」になってしまう理由は?
●シニア期に失うもの、新たに「育て直し」ができるもの

このような内容で、お話を進めていきます。

目の前に課題が持ち上がったときに、「戦術的思考」という考え方が役に立つ、ということはすでにお伝えしました（40ページ）。

「テーマ（課題そのもの）」「環境」「自分」「時間軸」。この4つの視点の中で、見逃しやすい要素が「自分」と「時間軸」。2章では「時間軸」にフォーカスします。

あなたはふだん、時間軸を意識して生活しているでしょうか。

「年々、時間が経《た》つのが早くなったなぁ」と感じている人は多いと思います。カレンダーをめくって、もう一カ月が終わったのだ、と気づく。時間は、過ぎ去ったあとに答え合わせのように眺めることはあっても、先のことは意外とイメージしづらいものです。それだけ毎日が充実している、ともいえますが、あえて自分自身が80歳、90歳まで生きたときのことをリアルに想像してみることを本書では提案します。

どうして時間軸で未来を眺めることが必要なのか。それは、この先迎えるあなたの老後において、「知らない間にこうなっちゃった」と思うことのリスクを避けてほしいからです。**何のイメージもせずに日々を重ねて、なんとなく生きていると、あるとき「自分はいつのまにかこんなに年老いて、不幸になってしまった」という被害者意識が大きくなる**ことがあります。目標を自分で選び、設定してこなかったからです。「自分で選んだ」という納得感がないので、運命に翻弄されているような気持ちになり、不幸なことばかりが目につくのです。

もう1つ、**「何もしないリスク」**もあります。

自衛隊時代に経験した「ヘリコプターの操縦体験」で、私は「何もしないリスク」を痛感しました。ある時メンタルトレーニングで訪れたヘリコプター部隊で、ヘリコプターのパイロット訓練を体験させてもらったのです。パイロットがどのようなストレスを感じているのかを体感するためだったのですが、実際にヘリコプターに同乗させてもらった後に、シミュレーターで操縦してみることになりました。

計器の説明を受け、上昇や下降の方法を教えてもらいます。「実際にやってみましょう」と言われ、操縦桿《かん》を握りました。しかし、途中で操縦の仕方がわからなくなった私は、操作を止めました。通常、車の運転がわからなくなったら、車を停《と》めますよね。車が止まればとりあえず安心だからです。しかし、ヘリコプターはつねに空中を動いている。私が操縦するのをやめたとたん、5秒後には山にぶつかり、墜落しました。シミュレーターによる仮想体験とはいえ、結構ショックな経験でした。

よく、救助の現場などでヘリコプターがホバリングをしますが、「操縦はホバリングに始まりホバリングに終わる」といわれるくらい、最も難しいそうです。風もある、障害物もある、そんな中で、空中で停止し安定した位置を保つだけでも至難の業。私が定年後の人生を想像したときに思い出したのが、この体験でした。

自分も変わる、環境も、社会情勢も大きく変わる中で、何もしないでいるとすぐに障害物にぶつかる。望む方向になど行けなくなる。定年後についても、操縦を止めれば、つまり、何もしないでいれば安心、ではないのです。

慌てて計画するリスクもある

組織に所属している人であれば、定年後、まとまった額の退職金が入る場合もあるでしょう。「何か有効活用する方法はないかな」と情報を探しているうち、投資話が耳に入る。チャンスは今しかない、と慌てて株を買って大損する、という話も聞きます。

今から老後につながっていく時間軸をしっかり意識しておかないと、慌てて大きな行動に出てしまい、取り返しのつかないことになる、というリスクもあるのです。

またまた個人的な話で恐縮ですが、私にも「急《せ》いては事をし損じる」を痛感させられた経験があります。

20年ほど前、40代に入った頃、私は土地を買いました。ずっと官舎住まいだったので、子どもたちのためにも家を建てようと思ったのです。転勤がこれから多くなる、といわれるタイミングで土地や家を買うのは、自衛隊ライフの定番でもあります。

とりあえず話を聞いてみよう、と不動産屋に相談しにいくと、「下園さん、関東から土地がなくなりますよ」と言われた。すでにバブル時代は終焉《しゅうえん》を迎えていた頃です。しかし、その言葉を信じ込んで私は首都圏の田舎に土地を買いました。その後、そこに家を建てるでもなく住むわけでもなく、土地の価値は7分の1に下がりました。

振り返れば、私は当時、ある本を読んでいたのです。その本には「この先、日本には土地余りの時代がやってくる」と書いてありました。人口減少を基に考察した論には説得力もあり、ふーん、と読んだのに私は、不動産屋さんに言われた「土地がなくなる」という言葉に感情を煽《あお》られ、購入してしまった。本で得た情報により冷静に精査すれば、購入を踏みとどまったはずです。今でもその土地は、「慌てるリスク」の不良債権、教訓としてそのままになっています。

とはいえ、私はそれで現在、「お先真っ暗」でしょうか。全然そんなことはありません。

定年後を生きるために大切なことは、お金に関わることではないのかも、と思うのは、そんな経験もベースになっています。不動産はもちろん、お金も、その価値は変わっていく。その変化に耐え、「振り返ればこれも良い経験だったかな。実際、こうやって本のネタにもなっているし」と思える**しぶとい心、価値観を育てるほうが、自らの戦力になる**と思うのです。

老後を想像し、不安になりすぎる必要などありません。かといって、知らないうちにこうなっちゃった、とか、何も知らされてなかったから慌てて失敗した、というふうに被害者意識まみれになるのは、与えられた人生の過ごし方としては、不幸せなことではないかと思うのです。

あなたの老後がどうなっていくのか、ここから「時間軸」で見ていくことは、等身大の自分の理解へとつながっていきます。

3つの時期、それぞれで起こること

通常、老後をイメージするときには、ざっくりと「引退を迎えた後」という大きなくくりで想像することが多いはずです。しかし、これから社会が刻々と変化し、あなた自身のエネルギーは減少し、家族の状況などさまざまなライフイベントが混み合う中で進んでいく人生をリアルに把握するには、いくつかの時期に分けたほうがいいと私は考えます。

フランスの哲学者、数学者、科学者であるルネ・デカルトは著書『方法序説』の中で、**「困難は分割せよ」**と述べています。明らかにしたいテーマがある場合、いかにそのテーマにアプローチするかについては、そのテーマを細かく分け、それぞれへのアプローチをていねいにしっかりとしていくことが、遠回りなようで、実は近道だということだと私は理解しています。

老後というテーマと向き合うときにも、50代からの時間軸を「準備期」「陽の時期」「陰の時期」という3つの時期にわけて、1つ1つを見ていくといい。

人生の後半には、定年を迎えつつもまだ働くことが可能な「65歳」という区切りと、人生が収束していく「75歳」という2つの大きなターニングポイントがやってきます。

この先、**定年を超えた後に大きな変化の波はさらに2回来る、**そんなイメージをしてみてください。

〈50歳〜65歳　準備期〉

人生の後半戦に入り、老年期に向けて本格的な準備を始める時期。ここでいかなる準備ができるかが、次につながっていく「陽の時期」「陰の時期」に大きく影響していきます。

50代からの人生を3つの時期でとらえてみよう

	50～65歳 準備期	65～75歳 陽の時期	75～90歳 陰の時期
気力・体力・脳力			
家族・ライフイベント	●子ども大学卒業・結婚	●親の死	●パートナーの死 ●友の死
仕事	●ペース落とす ●再就職	●退職 ●新たな職探し？	●無職
お金	●保つ	●保つ	●使う
オフの楽しみ	●旅行・ボーリング ● ● ●	●楽器・俳句に挑戦 ● ● ●	●俳句の投稿を続ける ● ●
人づきあい	●社内以外のつながりも開拓 ● ●	●友人とつきあう ● ● ●	●介護される可能性？ ● ●

50代以降を「準備期」「陽の時期」「陰の時期」の3期で分け、それぞれの構成要素と変化を見ていきます。この先どんな変化が起こっていくのか、イメージしてみましょう。大きい用紙に書き出してみるのもいいでしょう。2章を読み終えてからもう一度書き込んでみることをおすすめします。

子どもの教育費がまだかかったり、体調を崩し始めた親の介護と仕事の並行など、周囲と比較すると「自分ばかりが大変だ」と思うこともあるでしょう。また、自身の体調にも変化が現れ、疲れやすくなり、老化を感じます。

苦しい局面を乗りきるときこそ、価値観を緩める練習をするチャンスです（3章で詳述）。オフの過ごし方も、見直しどき。旅行に出かける、体力維持のため、体を動かすといった「陽の発散」と、美術館に行く、読書をするなど「陰の楽しみ」も開発し始めます（4章で詳述）。

60歳で定年を迎える人もいます。仕事のつながりだけでなく、「準備期」の前半から、趣味を通じた交流、定年以降のベース基地となる地域とのつながりを強めておくことも大切です。

〈65歳～75歳　陽の時期〉

再雇用を受けていた人も一段落、本格的なシニアライフのスタートです。

これまで社会で担ってきた役割が「ゼロリセット」となります。老年期の前半に当たる「陽の時期」は、まだ行動するエネルギーもあり、働くことも可能です。

休日の楽しみ方は、人と交流する、自分のペースに合わせたハイキングなど、オープンな「陽」の楽しみもできるでしょう。友人の死や自らの病気と向き合うことになるなど、喪失感をともなう出来事も多くなってきます。

想像以上にライフイベントの多い時期。だからこそ、**人生の方向性をこの時期からようやく決めるのでは少し遅い。**新たに趣味を探そうとしても、体力や心の柔軟性がついていきにくいのです。逆算すると、やはり50代からの「準備期」に動いておくことが有利なようです。

〈75歳～90歳　陰の時期〉

隠居、という言葉があるように、「陰」の楽しみとゆっくり向き合う時期となります。体が動かなくなってきて、活動範囲が狭まってきます。

集中力が低下し始め、何かをやりたいという強い気持ちもさほど起こらなくなり、攻めというよりはしっかり守りを意識する時期が、「陰の時期」。

自立して生きていきたい、と誰もが思いますが、周囲のサポートが必要になるという自覚も大切です。**身の回りを始末し、命を終える準備をしていく「終活」の時期**です。

25年かけて進めていく「退却作戦」

準備期を経て、65歳から90歳、陽の時期と陰の時期を合わせて25年。この期間は、あなたが社会人となってから50代になるまでの月日と、ちょうど同じぐらいです。

就職前には大学時代の4年間、という準備期間がありました。この期間はエネルギーもたっぷりで、希望を抱きながら仕事や人生を選択したことでしょう。いっぽう、この先の25年は、「自らの老いを受け容れながら、生き方を選んでいく期間」となります。

老化を自分ごととして受け容れがたい、というのも人の正直な気持ちです。生涯現役、と笑っていたい。そのほうが前向きな感じがする。しかし、人間も生き物ですから、動物や植物と同じように枯れて命を終えていく宿命からは逃れられません。しかし、花はしぼんだ後に種を残しますよね。枯葉は土壌の栄養となります。あなたがこの先、どう生きていくか、その生きる背中を見せながらパートナーや家族に何を伝えていくのか、思い描きながら生きていくのが、ここからの25年間となります。

自衛隊では、戦いをとらえるときに「戦線縮小」は普通にあることで、いかに退却作戦をうまく進めるかが指揮官の腕の見せどころ、といわれます。

戦線拡大は、勢いがあれば遂行できるものの、退却するときには、ある程度粘りながら、すでに疲れている兵士の士気を落とさず、かつ装備もなるべく失わず、撤退することが重要となる。そこには、技術が必要。まさに人生の退却作戦と似ています。だからこそ、あらかじめ全体像をつかみ、計画的に進めることが肝要です。

家に帰るまでが遠足で、棺桶《かんおけ》に入るまでが人生です！　周囲に感情をぶつけて嫌がられる「残念シニア」にはなりたくない、と私も思います。あなたもきっと、そうですよね。

さあ、ここから人生後半の「退却作戦」を始めます。

楽観は許されない作戦（作戦というものはすべてそういうものです）を自衛隊で立てるときには、次のようなコツがあります。

◎まず、最悪のケースを想定する
◎その後、今、できることを考える

という2本立てで、作戦をとらえるのです。

心のメカニズムでは「底が見えない」ときに最も不安感は大きくなります。だから、あえて、起こり得る「最悪のこと」を想定し、「底を見る」。しかしそれだけだと不安はそのままなので、「では、とりあえず、今できることを考えよう」と切り替えるのです。85歳のときのことばかり、ずっと考えていても、仕方ありません。リスクや限界をきちんと認識したら、その上で今、準備できることに手をつける。

もちろん、楽観的に考えるのも悪くない。

このあとお話しするように、人工知能（ＡＩ）時代の到来により、介護の人手不足はロボットが解消してくれるかもしれないし、〝足るを知る〟生活をすれば、２０００万円の貯蓄がなくとも穏やかに暮らせる可能性は高い。とはいえ、冷静に予測すると人が感じる「精神的ストレス」というものは変わらず存在し、もしかしたら今後もっとシビアになっていくかもしれないと私は考えています。これも、「準備が大事」と強調する理由の１つです。

ＡＩによって社会は大きく変わる

50代以降の25年間を見るとき、外せないのが、ＡＩとともに進む時代の変化です。

これから25年後にあたる2045年には、AIが人間の知性を超える「シンギュラリティ（技術的特異点）」の時代が到来する、という見方があります（AIの権威でありアメリカ人発明家、実業家、未来学者のレイ・カーツワイル［Ray Kurzweil］氏が提唱）。

スマートフォンの普及によって、今、人と人とのつながりはもちろん、ゲームや音楽、お金の決済までがスマホ1台で実現するようになりました。テクノロジーの進化は、驚くべき早さ。その進化がこのまま進むと、25年後には、右肩上がりのグラフのライン（進化）が横軸（時間）に対してほぼ垂直に上を向く、これをカーツワイル氏は「技術的特異点」つまり「シンギュラリティ」と表現しました。シンギュラリティが起こるとAIが人間の能力を超え、科学技術の成長が社会を予測不可能な方向に変えるだろう、と主張しているのです。

シンギュラリティがいつ起こるか、本当に起こるのかはさておき、テクノロジーの進化がこの先も進んでいくことは確かでしょう。「ドラえもんが誕生した21世紀になったけど、どこでもドアはまだできていないじゃないか」（ドラえもんの誕生日は2012年の設定でしたが、長寿連載となったために途中から2112年に変更されたそうです）などという議論もありますが、これからの25年で、もしかしたらそれが現実にできるかもしれません。

当たり前のように使っている便利な道具やシステムは、10年前には存在しなかったものがほとんどです。

ポケット翻訳機のおかげで海外に行っても基本的な会話には不自由しません。私のカウンセリングでは、テレビ電話（会議）ソフトを積極的に活用しています。車や電車などの交通機関の自動運転技術も実証実験が進行中で、一部実用化もされています。医療面では疾患リスクの予測や検査技術、治療にも本格的にＡＩが用いられています。脳内にチップを埋めた麻痺《まひ》患者が義肢であるロボットのアームを動かすことを想像するだけで、ロボットアームを制御できる、など、さまざまなことが加速度的に「実現」に至っています。

ＡＩは人の仕事を奪うかもしれない、データや膨大な情報を取り扱う職業の多くの出番はなくなる、ともいわれています。行政職、銀行員、為替ディーラー、鉄道や自動車の運転士、弁護士、会計士などの法律系の仕事、医療系の仕事など。

もちろん、デジタル関連の開発、設計、運営や意思決定に関わる部分には人が欠かせませんが、多くの産業の人材構造が大きく変わる可能性は大きいでしょう。

いっぽう、人とのコミュニケーションや接客は人間の繊細な感情のやりとりが必須なので、残っていくでしょう。ＡＩの作業の見守りやメンテナンスにも人間は必要です。その結果、産業の根幹に関わることには少数の優秀な人間が集中し、その他の多くの人は、さほど難しくない、誰にでも覚えられる作業や仕事に従事するようになると見られています。

私たちが10代の頃にはなかった職業「ユーチューバー」は、現在、日本の男子中学生の将来なりたい仕事の第1位に。2位は「プロeスポーツプレイヤー」、3位は「ゲームクリエイター」、4位は「ITエンジニア・プログラマー」です。男子高校生の1位は「ITエンジニア・プログラマー」、2位「社長などの会社経営者・起業家」、3位「ユーチューバー」、4位「ゲームクリエイター」となっています（ソニー生命保険「中高生が思い描く将来についての意識調査」2019年）。現在、注目されている人物像がそのまま自分の将来の職業に投影されていることが見て取れます。

悩みの時代をシニアとして生き抜く

車は自動運転になり、歳をとって体が不自由になっても、ロボットが手助けしてくれるかもしれません。そんな楽観的な側面もある反面、人の心はそのスピードから取り残され、ストレスがますます増えていくのでは、と私は考えています。

時代の変化、人と人との関わり、人は何を求めるか、ということを考えるとき、これからはさらにストレス社会となり、自信を失いやすい社会になるのではと思うのです。

なぜなら、シンギュラリティの考えからすれば、今後、時代の変化は加速度的に進む。ところが、日本人は、稲作文化で生きてきた、農耕民族です。台風などの気候変動を予測し、準備し対策を怠らないことによって安心を得てきた精神風土があります。だから、努力すれば結果が得られる、と、もくもくとがんばるのです。いっぽう、狩猟民族は、その日の取れ高が悪くても、「仕方ない」と割り切る力が強い。

「先が読めない時代」に私たちはワクワクできるのでしょうか？　私は、日本人の精神風土では、「対策をとっても意味がないかもしれない」という不安がむしろ大きくなると思うのです。なぜなら、人は、目的に向かって順調に進むときに最も幸せを感じる。そのいっぽうで、自分が積み重ねてきた努力が無駄だったと感じるときには絶望を感じるからです。心のメカニズムから考えると、**努力しても、未来がどうなるかわからない、という状況では、不安感が高まります。**

劣等感に苦しみ、ディスられ、監視される恐怖は高まる

ＡＩがさまざまな作業を肩代わりしてくれるために、「誰でもできる仕事に就く人」が

労働人口の8割を占めるようになるとしたら――。2割の成功者を目指して努力しても、簡単には叶《かな》いません。多くの人が挫折感や劣等感に苦しみます。

一方、創造性や優れた感性を持ち、2割の成功者になった人たちも安泰ではありません。才能が突出し賞賛される人は、あることをきっかけに厳しく叩《たた》かれ、さまざまなことをネットでさらされるリスクを抱えるという現実があります。誰もがスマホ1台で作品を発表できる**これからの時代は、著名人だけでなく、創造性を発揮しようとする人の多くが、「ネットで叩かれる」「炎上する」恐怖と向き合う**ようになります。現実空間で言うことがはばかられるようなことも、匿名のネット上ではあからさまに発言ができる。こんな状況が加速していくと、心がすさむことは容易に予測できます。

飲食店を選ぶときに、事前にネットで評判や口コミを調べる人も多いでしょう。この行動が「人物」にも当てはめられるようになります。SNSのフォロワー数で人の格付けをする、というのは若い世代ではすでに当たり前の価値基準となっています。

中国では、社会的な信用度をスコアとして数値化するシステム構築が進行中で、中国国民の「信用度」をスコア化し、スコアによっては航空券チケットを売ってもらえない、組織の立ち上げが禁じられる、などの事態が起きています。中国最大のネット通販会社アリババグループ傘下の信用評価システム「芝麻信用《ジーマ》」では、中国国民14億人のうち、すでに7億人を格付けしているといいます。

便利な生活と引き替えに私たちは生きている上でのあらゆる情報を抜き取られ、勝手に評価され、それによって自由が制限されるかもしれない、というリスク。これもまた、ストレス要因となります。

いっぽう、これまでのお年寄りが体験してこなかった未来を私たちは作っていけるかもしれません。

ゴミ袋に身を包んだり、物干し竿《ざお》に干されたりという自らの面白写真をSNSサイトで投稿する90代の「インスタおばあちゃん」、アプリを開発する80代の「デジタルクリエイターおばあちゃん」が話題になったように、誰もが簡単に使えるアプリはこの先ますます増えていくでしょう。体があまり動かなくなっても、ユーモアを発信したり、ゲームを作る、ということは**生涯にわたる「陰の楽しみ」**になりそうです。今、「新しいことにはついていけない」と食わず嫌いになっていては、もったいないですよね。

このように、**世の中は変貌し、それと並行して自らの体力は衰えつつ、長く生きる時代が私たちを待ち受けています。**

だからこそ、今、あなたがまさに突入している「準備期」が大切です。今、興味や関心を広げるチャンスに背を向けるのは早すぎる。「陽の時期」「陰の時期」をイメージしながら想像をふくらませるのに最適な時期に、あなたはいるのです。

立ちはだかる変化を切り抜ける柔らかい価値観を育てていくこと、そのためには凹《へこ》んでも復活できるよう、感情や疲労をケアすること（3・4章で詳述）、生きがいとは何か、目指す目標は何かを考え、行動を始めること（4章で詳述）が不可欠です。

これらのソフト面をしっかりと整えておくことが、予測のつかない変化の時代への準備となり、まさにその渦中に現役世代としてがんばっていくことになる子どもたち世代を見守る指針ともなるはずです。

親の経験した老後は、参考にならない

昔から定年はあったじゃないか。自分の祖父母世代や親世代は、定年後、さしたる悩みもなく平穏に過ごしていた――そんな意見もあるかもしれません。

しかし、あなたがこれから体験する老年期は、祖父母や親世代よりももっと長寿になります。そして、「2025年問題」といわれるように、2025年には65歳以上の高齢者

数は3657万人になります。75歳以上の高齢者が全人口に占める割合は、35年後の2055年には25%を超え、4人に1人が75歳以上となります。

高齢化とともに、支援を必要とする認知症高齢者も増えていきます。一人暮らし世帯や夫婦のみの世帯も増加していきます。

家族のサポートを受けることができるだろう、という予測は甘いでしょう。高齢者を数名で支える「胴上げ型社会」から、少子化により2050年には「1人の若者が1人の高齢者を支える肩車型社会」が訪れるという試算が出ています。

私たちが迎える老後は、これまで見たことのなかった風景となります。しかも、わが国は諸外国とはまったく異なるスピードで高齢化が進行していく。誰にとっても未知の社会となるのです。

自分も〝残念シニア〟になるかもしれない?

見渡せば町じゅう高齢者だらけ。「高齢者が、そこにいるだけで敬われる」ということは、この先は期待できなそうです。そんな世の中で、私たちはいったいどんなシニアになっていくのでしょう。

スーパーのレジや郵便局の窓口などで、対応する人が困り果てているのに声高に苦情を言い続けるおじいさんがいます。周囲が眉をひそめる「迷惑老人」です。分別があり、穏やかなシニア像とはほど遠い、〝残念シニア〟とでもいいたくなるような人物――。

「いるよね、いるいる。自分はなりたくないなぁ」という人もいれば、「歳をとったら、あんなふうになってしまうような気がする……」と不安に思う人もいるかもしれません。人はどうして〝残念シニア〟になってしまうのか。

それを解読するために、ここからは、私がカウンセリング現場などで発見した、4タイプの〝残念シニア〟をご紹介しましょう。「〇〇シニア」ではなく、あえて「〇〇老人」という表現にします。

① イライラ迷惑老人――抑圧が外れて、暴発

スーパーマーケットのセルフレジでバーコードをスキャンしようとしたり、〇〇Payでスマホ決済をしようとしてもうまくいかず、怒鳴る人。対応が悪い！とファミレスで説教を続ける人。場の空気が悪くなるような、迷惑老人――。

定年を過ぎて、それまでの人格が豹変《ひょうへん》したように、怒りっぽくなる人がいます。というか、けっこう多いのです。

「あんなに穏やかだった人がどうしてこんなにカッカするようになったんだろう」と不思議がられるのですが、これには、怒りという感情のメカニズムが関係しています。

24ページの「50代の変化③　ストレス耐性が低下する」でも触れましたが、年齢とともにどうしても、人はイライラしやすく、キレやすくなります。イラッとしたときに、人は「怒ってはいけない」とその感情を抑えつけようとしますが、年齢とともに体力が落ち、怒りを抑えるエネルギーも減少して、怒りを抑えきれなくなるのです。

「歳をとったら丸くなる」なんて、いいますよね。確かに、丸くなる一面もあります。「自分の意見を何がなんでも通したい」とギラギラしたような欲求は、年齢とともに小さくなっていく。また、さまざまな人生経験にもまれて価値観を緩められた人は、人に対しても優しくなれます。いっぽうで、組織にいたときの価値観のままだと、自分が「大切にされていない」と感じたとたんに不当だと感じ、キレて手がつけられないほど怒鳴ってしまうのです。ところが当人の中では「自分は正しい、間違っていない！」という思いがとても強い。だから、後になって、「あのときは言いすぎたな」などと反省し謝りはしても、「でも、正しいのは自分だから」などと念押しし、余計に嫌われます。

［① イライラ迷惑老人］

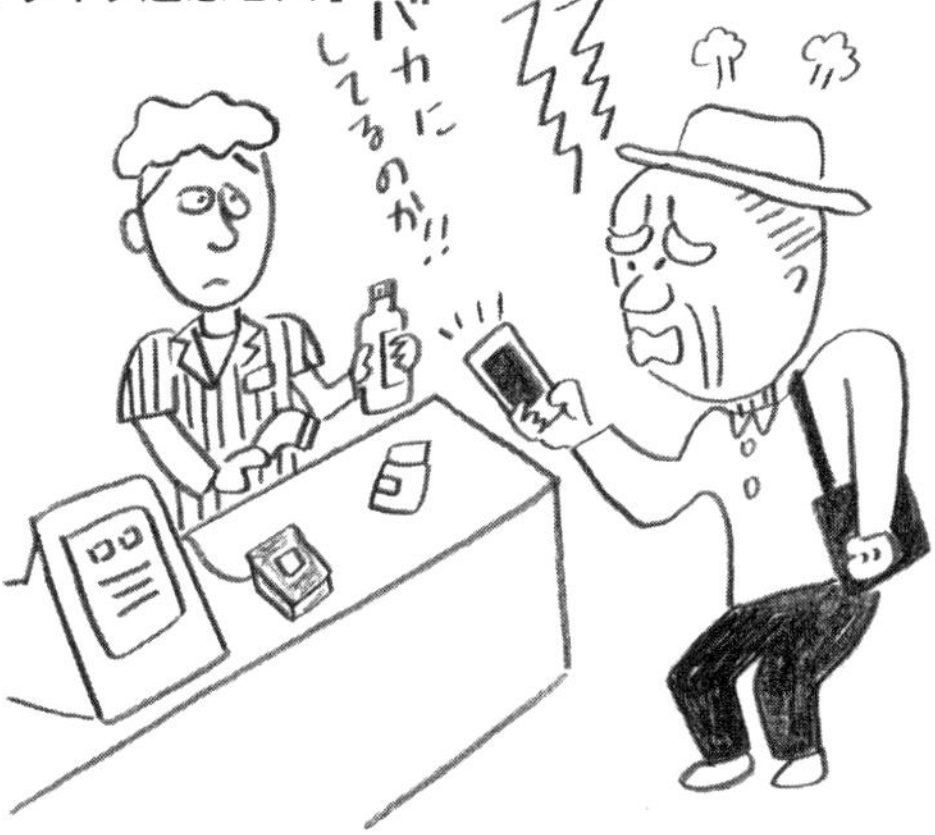

怒りは、正しさや上下関係にとても敏感な感情です。「自分は正しいし、有利な立場だ」と相手に主張することによって、本能的に自分の生命を守ろうとするのです。

組織で、ディスカッションをして勝ち抜くことが生きがいだったような人は、リタイアしたあとも誰かと言い合いになると、すぐに戦闘モードになり、相手をやり込めたくなる。

かつて防衛大学校で学生だったときにはとても温厚だった友人が、階級が上がるとすごいパワハラ人間に変わっていて驚いた経験が私にもあります。人は、存在する環境に大きな影響を受ける。組織や環境は人の性格を変えてしまうこともあるのです。

「正しい」や「論理」で自信をつけてきた人

は、組織を離れたときに、別の価値観、新たな価値観を受け容れるのが難しくなります。

自信をつけたベースにあるものを手放すのが怖いのです。コンサルタントとして再就職した先で、論理や自分の経験談ばかりを主張して嫌がられているのに、まったく気づいていない、これも「迷惑老人」の一種かもしれません。

怒りは「ちょっと気持ちいい」。だからストレス解消手段になりやすい

いっぽう、組織で苦労をする体験をし、そのたび何度も自問自答することによって「価値観をうまく緩められた人」は、「人にはいろんな生き方がある」「同じ人でも、状況によってはできるとき、できないときがある」「人を自分の基準だけでは判断できない」といった思考ができるようになります。

すると、イラッとしても、怒りがふくらまないうちになだめることができるので、小さなことではそんなに怒らなくなるのです。これが本当の意味で「丸くなる」ということ。

それとは違い、苦労をしても、理不尽を「我慢する」だけで乗りきってきた人は、イラッとしたときにそれまで通りにフタをしようとし、でも反射神経が衰えているのでフタをする前に怒りが飛び出してしまうようになります。**フタが、間に合わない**のです。

また、老化とともに記憶力が低下し、「いや、今日はこの目的でここに来ているんだから」とか、「家族がこの人にはお世話になっている」というふうな、怒りを抑制する理由を忘れてしまい、感情のままに怒るようにもなります。

怒りは、「ちょっと気持ちいい」という特徴もあります。怒りが作動しているときには気分が高揚する、というのは思いあたる人も多いかもしれません。「くそー！」とモノを投げつけたり、ドアをバタンと閉めたり、机を叩いている瞬間は、一瞬ですがちょっとスッキリするのです。

日々の生活に充実感を持てず、自信を失っている高齢者にとって、怒りは高揚感のもとであり、その快感は、日頃の鬱憤を晴らせるために、癖になりやすい。このような理由から、行く先々で怒鳴る「クレーマー老人」が誕生します。

見も知らぬ人に怒る場合もあれば、特に親しい人、身近な人に対して怒る人もいます。つきあいが長くなるとともに、ちょっとしたイライラが重なる。すると、自分が相手に対して我慢をしていることや、強気に出られないことにイライラがたまってくるのです。「この人は、いつも自分を消耗させる」と繰り返し感じる。繰り返し、我慢する。しかし、いつまでもその我慢は続かないので、あるタイミングで怒りが爆発する。そうして人間関係が壊れてしまいます。

このように、**歳をとると、誰でも怒りに乗っ取られやすくなるのだ、ということはぜひ知っておきたい法則**です。

② 孤立がんこ老人――プライドが高いゆえに、「人に頼れない」

自力での生活が難しくなっているのに援助を拒み続けるタイプです。

パートナーに先立たれた後、一気に部屋がゴミ屋敷化する、というケースがあります。気力を失い「もういいや……」という感じになる。生活環境や栄養状態が悪化しているのに、それを改善しようとする気力も失い、周囲に助けを求めない「セルフネグレクト」も問題視されています。セルフネグレクトのきっかけとして、配偶者の死や家族、ペットの死、持病や、仕事を失うことなどが要因とされています。

「孤立老人化」には、気力や体力の低下、つまり「うつ状態」が関わっているのではないかと私は考えています。

子どもがいない、あるいは、いても連絡が途絶えている、という場合、弱った気持ちをケアし、頼ることができる人はいないので孤立しやすいのです。

[② 孤立がんこ老人]

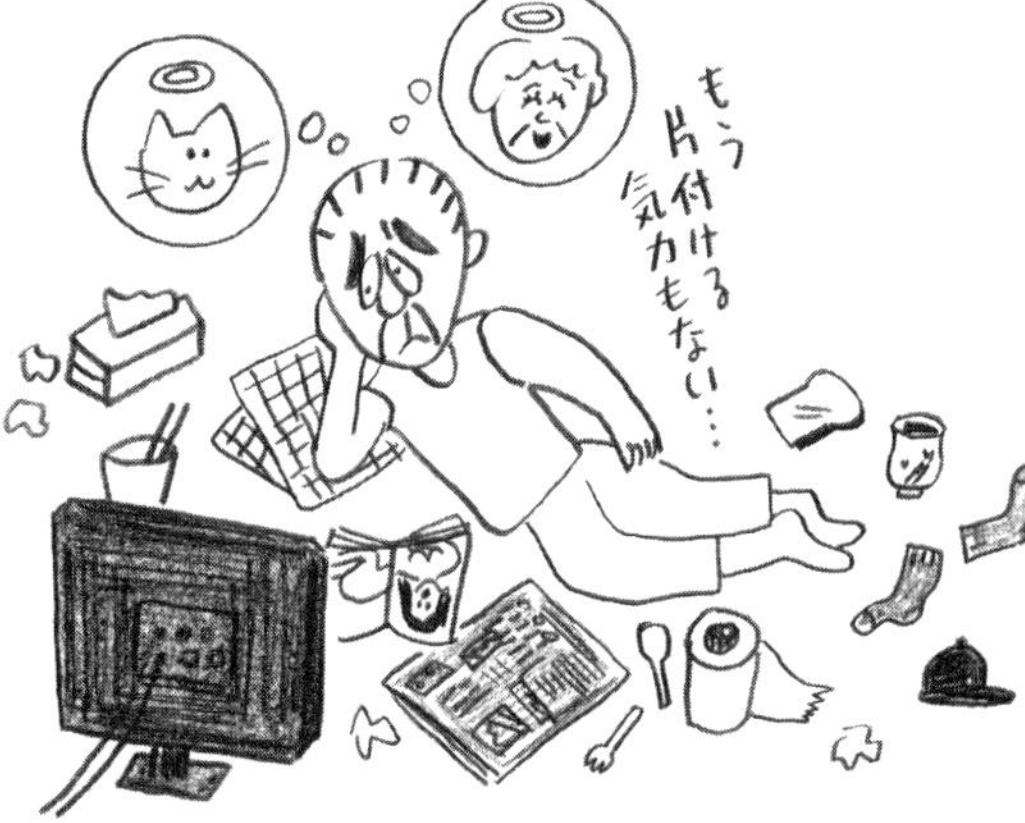

また、病気や骨折などで手術をした後、手術は成功しても、そのあと一気に気力をなくしてしまう高齢者が多い。手術をすれば元気になれると思ったのに、体力がガタッと落ち、痛みも続く。すると自信も低下し、食べる気力がなくなり、どんどんエネルギーが落ちてうつっぽくなってしまいがちです。

行政など支援してくれる場がないわけではないのですが、今後、介護の担い手不足と同様に行政や地域のサポート力は不足していくと予測されています。

さらには、もし、十分なサポートの手が差し出されたとしても、弱っている当人には、「助けを求めることができない」という気持ちのメカニズムが働きます。

部屋が散らかってしまったようなとき、**うつっぽくなっていると、人は「ダメな自分を見せる」ことがとても怖くなる**のです。「掃除をしてもらって部屋がきれいになる」ことよりも、その前に「こんな自分はみっともない。きっと軽蔑される」ということのほうが苦しい。実際に、これまでプライドを大切にしてしっかり生きてきた人ほど、エネルギーが低下して「ダメになった自分」を絶対に周囲に知られたくない、とおっしゃいます。

うつになると、お風呂に入る気力もなくなります。しかし、いざ入ったら、きれいにしなければ、と2時間もお風呂に入ってがんばって洗い続け、疲れ果ててしまう。部屋を散らかしてしまったときも同じで、やり始めたら徹底的にやらなくてはいけない、と思うので「無理だ」と思う。気力が落ちてしまった人にはそんなメカニズムが働いています。

時折、実家に帰ってきた子どもが掃除をしようとしても「放っておいてくれ!」と突っぱね、関係が悪くなり、子どもも寄りつかなくなる。ますます片付けられなくなり、ベランダや軒先にゴミがたまり出し、苦情を言われるようになると、近所の人とも関係が悪くなります。このようにしてますます孤立する、という悪循環に陥ります。

なぜ孤独死まで追い込まれてしまうのか

エネルギーが低下し、人からの支援も拒むようになると、うつ状態が悪化していきます。うつのときには、以下のような特徴的な精神状態になります。

〇自信低下　私は普通の生活を営むことさえできない、と自信をなくします。
〇自責の念　やるべきことができていない自分はダメだ、と自分を責めます。
〇疲労感　人と交わると疲れるので、どうしても人を拒み、内側にこもってしまいます。
〇不安感　この先どうなっていくのか、未来を思い描けず、不安感が高まります。
〇対人恐怖　こんなダメな自分を周囲の人は軽蔑している。追い出そうとしている、と感じます。この反動が怒りとして表れることもあります。

このような思考で、被害妄想が大きくなると、近所の人に水をかけたり暴言を吐くという行動に至ることもあります。とても苦しいのですが、その精神状態は周囲には理解されません。**当人にとっては、自分を守るための必死の行動**なのです。

このようにしてうつが悪化してくると、ご飯を作ることもできなくなり、「もういいや」と何をするのもおっくうになる。病院にも行かなくなる。セルフネグレクトによって孤独死してしまうのは、このような心の流れがあります。まだ自分でやれる、と思いがちなのですが、自分が弱ってきたかもしれない、と、自覚ができる早い段階から、誰かに頼ることが必要です。

プライドが高い人は、自分の能力を冷静にカウントする経験をあまりしていません。

本書で繰り返しお伝えしている「50代以降は、エネルギーが低下してくる」ということも、きちんと「わがこと」として認識しておくことが大切です。「気合いで、真面目にがんばれば、人は、どんなことだってできる」そう信じ込んでいる人は、自分が老いて、動けなくなっていくなどとは想像もしていなかった、と話します。

歳をとっても自分には子どもやきょうだいがいるから大丈夫、と思っている人もいますが、年齢とともにお互いにがんこになり、疎遠になり、いがみ合うといったこともよくある話です。

価値観を緩めることができないと、嫌い合う、憎み合う、頼ることができない、と、どう考えても負のループのオンパレードです。だからこそ、「人間とはこういうものだ」という思い込みを緩めることが大切です。この価値観は、自分次第で「変えられるもの」です。

エネルギーの低下、記憶力、反射スピードの低下、大切な人を失うこと——「変えられないもの」と直面することが老年期には増えていく、ということを今の時期からきちんと理解し、心の準備をしておくことが必要です。

③　しがみつき老人――酒やギャンブル、万引きがやめられない

しがみつき老人。なんとも、せつない響きがありますが、家族にとっては迷惑でしかない、ということも。歳をとって、やることがないために、「これがないと生きていけない」というものにしがみつき、自分を満たそうとするのです。

新しい趣味を見つけて、それに楽しくはまっている、それは素晴らしいことです。

しかし、高価なコレクションを集めて家中いっぱいにするのは迷惑です。

お酒やギャンブル、そして、今、高齢者で問題になっている万引きも、一種のストレス解消法として「しがみつき」の対象になりやすい。万引きは今や、お酒やギャンブルと同じ「依存症」に分類されるものになっています。

世界保健機関（WHO）による国際疾病分類（ICD-10）では、万引きをやめられない人を「クレプトマニア（窃盗症、窃盗癖）」とし、以下のように定義をしています。

「この障害は物を盗むという衝動に抵抗するのに何度も失敗することで特徴づけられるが、

[③ しがみつき老人]

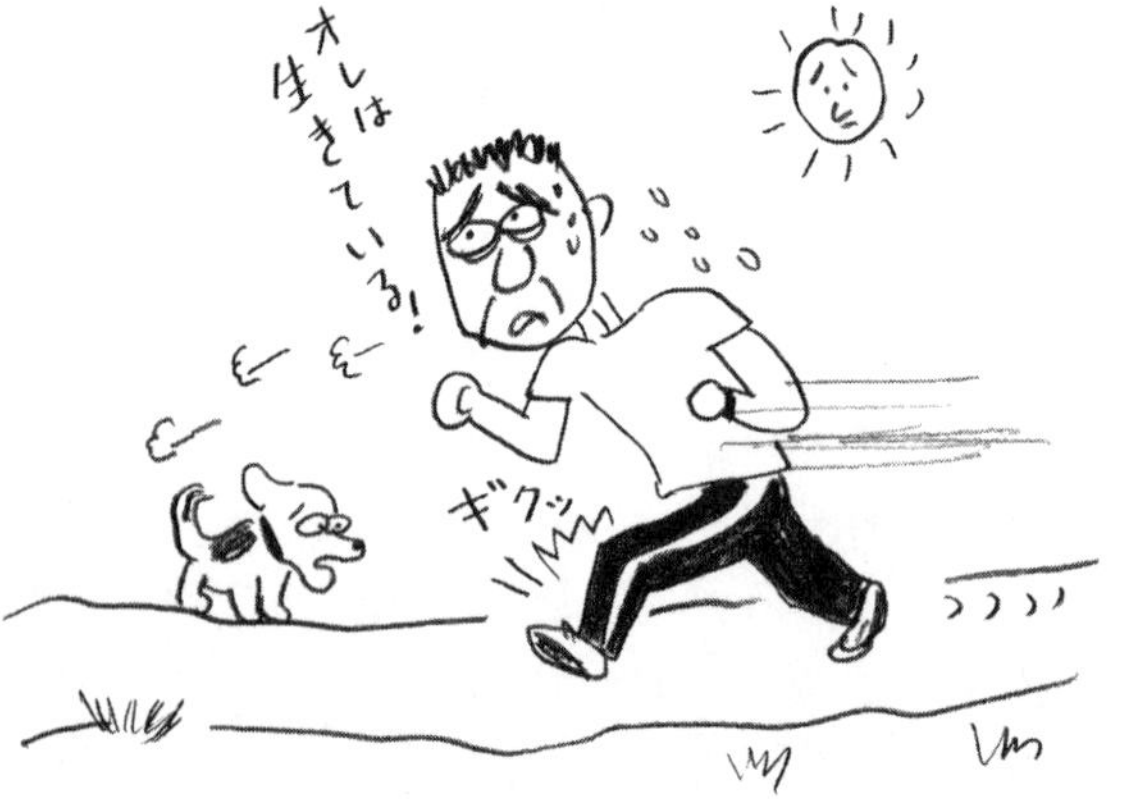

それらのものは個人的な用途や金儲《もう》けのために必要とされない。逆に捨ててしまったり、人に与えたり、秘匿したりすることがある」

盗むときのスリルと刺激、という高揚感で「自分は生きている」と思える、というメカニズムが働いているのでは、ともいわれ、アルコールや薬物依存と同様に、「やめたくてもやめられない」という依存的な側面を持ちます。

老年期にあらわれる「しがみつき」も、この快感への渇望とつながっているのではないでしょうか。

マラソンなど、苦しいと思うことに取り組んで、それを達成したときには脳から快感物質であるアドレナリンが分泌されます。目標に向かって取り組む、それは素晴らしいことです。しかし、膝を壊して、体がボロボロになっているのに、「走らないと、いけない。これをやめてしまうと自分には何もなくなってしまう」と追い込む人がいます。雨の日も風の日も、体が痛くても、達成する快感に「しがみついて」しまうのです。

イヌをたくさん飼ったり、捨て猫をたくさん拾ってくるものの、結局面倒を見られない人も、一種の「しがみつき現象」といえます。

子どもにしがみつき、絶えず連絡をして束縛しようとする親もいます。ただ、親子関係の場合は、子どもの側が親に子育てサポートを頼んでいる場合もあるので、ケースバイケースでそのメリット、デメリットは異なります。

「運転免許を絶対に返納しない」「サポートを拒み1人で暮らしたがる」という孤立がんこ老人も、「迷惑をかけるような人間になりたくない」というこだわりにしがみついている状態と考えることもできます。自立しようという思いは、生きる希望にもなります。しかし、家族に迷惑をかけるタイミングがいずれはやってきます。「遠くから時間を作って面倒を見にくる息子の立場になると、大変だよな。そろそろ甘えたほうが向こうも楽だろう」——そう想像できる力は、価値観を緩めないとなかなか出てきません。

依存するほど趣味に打ち込むこと、手出しできないほど自立にこだわること、これらは価値観のアンバランスさゆえに起こる、困った現象です。

④ 不機嫌老人――何も準備してこず、不平不満ばかり

今の日本では、自分の不機嫌を、自分で何とかするのではなく、他者のささいなミスを叩くことでウサを晴らしている人が多いように思います。そんな人がそのまま歳をとっていくとこの「不機嫌老人」になってしまいそうです。

今、忙しいし、老後もなんとかなるんじゃないかと思う。「老後、自分が弱っても、国や周囲や家族が守ってくれるのではないか」と、なんとなくイメージしている。老後に向けてあれこれ心配するなんて、かっこわるい。だって老後はストレスフリーで、自由に一日を過ごせるし、いい側面だってあるのではないか、とあえてネガティブな面を見ないようにするのです。

ちょっと厳しいことをお話しします。

きっとなんとかなる、と思って何も準備をしないと、なんとかはなりません。受け身の状態で「いいことが降ってくる」ことを待つ人がいざ老後を迎えると、日々、楽しいと思えることもなく、経済的にも苦しい、体調も良くない。すると、口から出るのは不平不満

［④ 不機嫌老人］

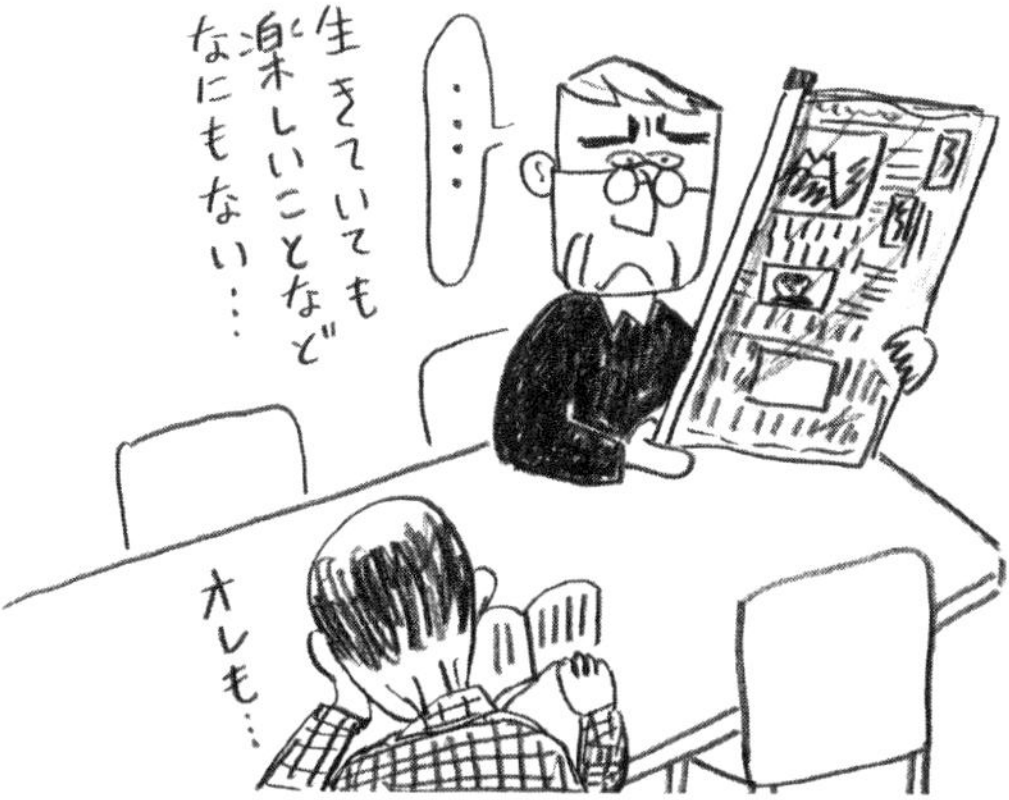
・・・・
生きていても
楽しいことなど
なにもない・・・
オレも・・・

ばかりになります。かといって、自分から何か行動する気力もない。そういった人には、誰も寄りつかず、孤独になっていきます。

こうなってから、慌てて生きがいや趣味を見つけようとしたり、友人を見つけようとしても、もう遅いかもしれません。だからこそ、「準備期」の50代から助走を始めることが大切です。

残念シニアが生まれる理由 ＝老年期の3つの無力感

ここまで4タイプ登場した、残念シニア。それぞれのタイプがなぜこうなるのか、というメカニズムを解説しながらご紹介したので、おそらくこの人たちが「もとから性格が悪くて、その本性が出た結果、残念シニアになった」わけではないことは理解していただけたことと思います。

自分の中のどこかにも、〝残念シニア〟の種がある、そんなふうに感じた人もいるかもしれません。その感覚は正しい。誰でも、年齢を重ねると〝残念シニア〟の要素がむくむくと育ってくるのです。

〝残念シニア〟化には、年齢を重ねる中で生ずる「3つの無力感」が関係しています。

少しおさらいすると、1章でお話しした、50代で起こる3つの変化とは、「地頭・地ごろの低下」、「新たなことへのチャレンジ意欲の低下」、「ストレス耐性の低下」でした。

これに積み重なるように、3つの無力感が加わります。

老年期の無力感① 役割、お金が減る

定年とは、「明日からもう来なくていいよ」と言われることです。

それまでは、収入を得る、役割を果たすというはっきりとした目的があるからこそ、満員電車にも我慢して乗るし、「ありがとう」と感謝されたりしていた生活があった。それを失うことは役割を失うことに等しく、むなしさを感じるようになります。もちろん、毎

月振り込まれていた給料が振り込まれなくなる、再雇用されても給料ががくんと減る、という事実を前にすると、わかっていたつもりでも無力感を感じるものです。

老年期の無力感② 健康の低下 病気、痛みが増えてくる

「歳をとるということは痛むことだ」といわれます。今、肩凝りや腰痛、あるいは調子が悪いときには頭痛を感じたりする人も多いでしょう。それらが、老年期になると通常モードとなり、膝や腰、あちこちの痛みがどんどん増えていきます。病気になったり、治療をする際にも、痛みとつき合うことになります。

痛みは、原始人的感覚からすれば、命の危機と直結します。だから、**「痛い」と感じるだけでも人は大きなストレスを受け、エネルギーが奪われます。**生きるエネルギーが減ってしまうわけですから、怒りを抑え込むエネルギーが不足するのも、納得できます。

また、今後増えていくであろう「認知症」も、当人にとって大きなストレスとなります。記憶を失う、ということは、過去の自分を否定することになる。自分の経験値、価値を支える過去の記憶を失うことは、想像できないくらい不安なことなのです。

老年期の無力感③　喪失、孤独

老年期には、パートナー、先輩、友人など、それまでは当たり前にそばにいた親しい人たちが亡くなっていきます。1人、また1人、という流れの中で、「次は自分かもしれない」という不安も強くなります。

ペットは、シニアの無力感を穴埋めしてくれる大切な存在になっていることが多いため、亡くしたときのショックも本人が想像する以上に大きくなります。

残念シニアは「3つの自信」が壊れた状態

役割の低下、健康不安、喪失。これら3つの無力感は、何に影響するのでしょう。

「自信の低下」です。

自信とは、その人を支え、「自分は多少の困難に直面してもなんとか生きていける」という確信の根拠となるもの。この自信について理解することは、無力感と向き合うときにとても大切なので、説明したいと思います。

自信というと、自分の内側からムクムクわき上がってくる精神力、のようなイメージが

自信は、課題と自己イメージの関係で決まる

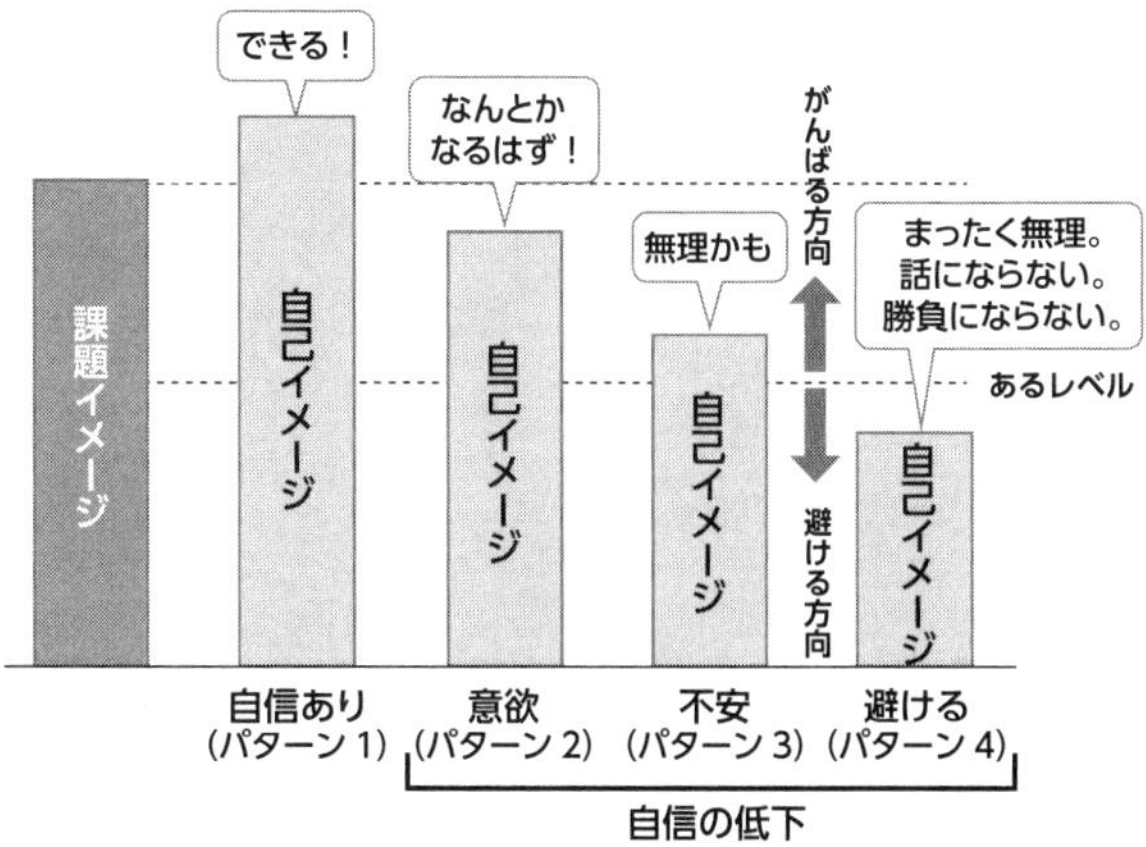

ありますね。実は、自信は、「課題・目標」と、自分の抱く「自己イメージ」との相対的な関係で、大きくなったり小さくなったりするものです。そして、自分の抱く「自己イメージ」は、自分の経験や記憶を材料に形作られます。

図を見てください。自信が「ある」というのは、自己イメージが、課題のイメージよりも大きい状態です。自己イメージが高いと、今の自分で、この課題を乗り越えられそう、できる、という感覚を持つことができます（パターン1）。

課題イメージよりも自己イメージが小さい場合は、3段階に分かれます。

課題イメージと自己イメージの差がそ

れほど大きくない場合は、課題に取り組もう、がんばればなんとかなる、という意欲がわきます（パターン2）。

しかし、差がもっと大きくなると、「無理かもしれない」という不安が大きくなってきます（パターン3）。さらにその差があるレベルを超えて大きくなると、その課題を避けよう、逃れようとする心理が働きます（パターン4）。

そして、大切なことは、**「自己イメージ」とは、イメージという言葉のとおり、必ずしも「実体」とイコールではない**、ということ。

たとえば、退職し、新たな生活に希望を持っていたのに、元同期が急病で倒れ、不自由な生活を送ることになったという話を聞いただけで、急にあなたの自信は小さくなります。元同期と自分の人生とは違うのに、そしてあなたは健康な状態なのに、心の中で自信が低下してしまうのです。反対に、イメージによって自信をつけることも可能です。この先、病気が見つかったとしても自分には家族がいる、とか、一度人間ドックを受けてみよう、など、自分の状況を照らし合わせたり何らかの対処をすることによって、不安を減らすことができます。

この「自信」ですが、私は、人は次のような「3つの自信」に支えられていると考えています。

◎第1の自信＝「できる」の自信

あることが、できる・できない、という認識。一般的にはこれが「自信」といわれます。仕事ができる、英語を話せる、車の運転ができる、など。この自信は、できる、成功した、という体験を積み重ねることで大きくしていくことができます。

ただ、社会で「成功している」といわれる人でも、全然自分に自信を感じられない、という人がいます。なぜなら、私たちの自信はこの第1の自信だけで構成されているわけではないからです。

◎第2の自信＝「体・生き方」の自信

2つ目の自信は、健康で、体が動き、人生をコントロールできる感覚のこと。私たちは、日々、「自分は健康で体が思うように動いて理性的に行動することができて当たり前」、とどこかで思っています。しかし、病気をしたり、ケガをしたり、疲れやすい、不調が続く、怒りをコントロールできない、といった状態になると、自分をコントロールできている感

３つの自信

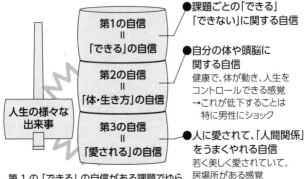

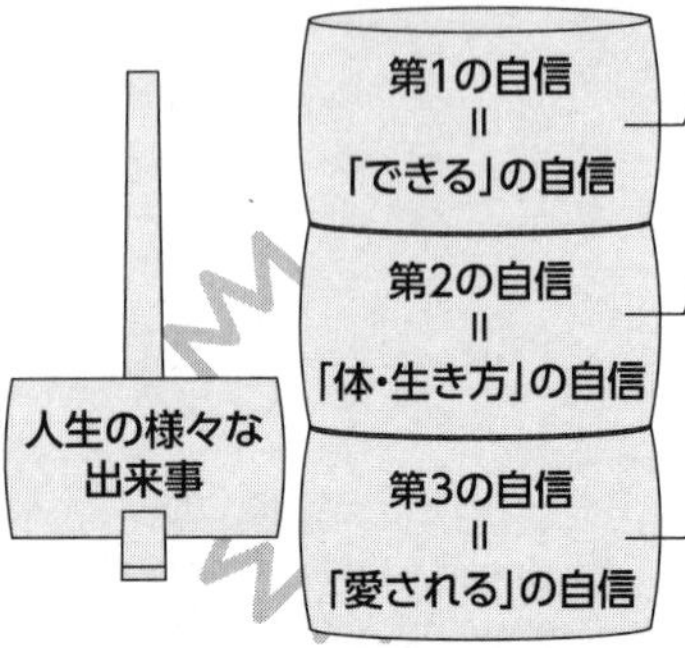

人生の様々な

●課題ごとの「できる」

●自分の体や頭脳に

→これが低下することは
特に男性にショック
●人に愛されて、「人間関係」
をうまくやれる自信
若く美しく愛されていて、

→これが低下することは
特に女性にショック

第１の「できる」の自信がある課題でゆらいでも、第２、第３の自信がしっかりしていれば持ちこたえられるが、第２、第３の自信がゆらぐと、生きるのが急につらくなる。

覚が一気に下がり、第2の自信が低下してしまうのです。

特に男性や自立心が強い人は、この第2の自信の低下に敏感で、とても苦しむ傾向があります。タフな自分でいられないことに生命の危機を感じるからです。

◎第3の自信＝「愛される」の自信

2つ目の自信が低下すると、人はかなりうろたえ、落ち込みます。しかし、それでも人が立ち直っていけるのは、3つ目の自信があるからです。それは「人に愛され、うまくやっていける。集団の中に自分の居場所がある」という人間関係の自信です。愛される自信がどこかでしっかり感じられていれば、人は絶望せずに生きていくことができます。

地球上の生き物の目的は、種の存続である、といわれています。厳しい環境を生き抜き、成長し、パートナーを見つけて子どもを作る。そのときに必要なのが、守り、守られる「愛」と、子どもを授かるための「性愛」です。守られる愛に関する自信は、親や家族から愛情を受け取ることができる、自分の居場所はある、ということで培われます、性愛に関する自信は、自分が選ばれるか、子どもを産めるか、という要素が関わります。

男女問わず、若くありたい、という欲求が強いのは、第2の自信だけでなく、第3の自信を補強することもできるからです。

第2の自信低下は男性にとって大きなショックとなりますが、女性は第3の自信の低下に敏感に反応します。逆にとらえると、女性は誰かにお話をして苦しい気持ちを共感してもらえると、第3の自信（愛される）が復活しやすい。「わかってくれる人がいるから、なんとかなる」と感じることができる人は、強いのです。

3つの自信は、図のように積み重なっています。第3の自信を生きる力の土台とし、その上にある第2の自信、第1の自信を積み上げながら私たちは社会で生きています。

3つの自信、というモデルでとらえると、老年期に、無力感①で役割を失うことは、第

1の自信を失うことになります。無力感②で健康不安が出てくると、第2の自信が危うくなります。無力感③の喪失経験や、居場所を失う日常は、まさに第3の自信を揺るがします。

あなたの生きる力を支えている3つの自信。これらが根底から崩れていくように感じるのが老年期です。そう思うと、やはり真剣に考えるべき「クライシス」であるととらえたほうがいいのです。

無力感にさいなまれる、という事実は避けられませんが、自信を高めていくことはできます。その方法が、「価値観を緩める」（3章で詳述）、「好きなこと、快感の開発」（4章で詳述）です。

幸せシニアになるには

定年後にハローワークに行ったものの、マンション管理人や駐車場の警備員といった職種しかなかった。「自分には社会経験で培ったスキルがあるんだ。こんな仕事やってられるか」と言う人がいます。ある先輩は、自衛隊でかなりの高官で退職後、マンション管理人をやっていましたが、もともと大工仕事が好きでしたので、ガスや水道管のトラブルにも対処ができる、皆に喜ばれると、楽しそうにその仕事をしていました。

歳をとったからこんな仕事しかない、渋々やっている、と思うのか、それとも「必要とされる仕事ができて、お給料ももらえて、それなりに楽しんでいるよ」と笑顔でいられるのか。そこが、〝幸せシニア〟と〝残念シニア〟の分かれ道ではないかと思うのです。

そして、**これまで組織の中で、出世や待遇など、「比較」することに慣れてきた人は、老後は「比較」によってさらに苦しみます。**親の介護をしなくていいあいつは楽だな、自分は病気になったのに、健康な人がうらやましい、金銭的な問題がないあの人はいいな。それに引き替え、なんで自分だけ――そのような気持ちを私は**「比較地獄」**と呼んでいます。比較地獄に陥らず、「比較フリー」でいるためには、3章でお話しする「価値観の修正」が大切になってきます。

自分らしさとは何か。

何を幸せと感じ、不幸せと感じるかが「自分らしさ」だとするなら、その定義は、人によってまったく異なります。自分らしさを規定するのは、これまでの人生で経験したことです。家族がいるか、1人で生きてきたか、何をするときにわくわくしたり、幸せを感じるか。許せないことは何か。それらを総合して選択してきた連続が今のあなた自身であって、**自分の立ち位置と他人の立ち位置はもともと比べようもないもの**なのです。

小学校から大学、そして組織、と、周囲と同じことをする環境で生きてきた期間が長いと、「すべてが比較できるもの」と勘違いしがち。結局のところ、その価値観があなたを苦しめるのです。

老年期のこれから、価値観をもう一度育てなおしていくためのヒントを、次の章でお話ししていきましょう。

2章　まとめのひとこと

老年期に〝幸せシニア〟になるか
それとも〝残念シニア〟になるか。
それは、あなたが今日「やらされてる」と思うのか
「選んだ」と思うのかで決まるのです。

3章

「価値観ほぐし」でぐっと生きやすくなる

――自分も人も「こうあるべき」を緩める

価値観をほぐせば、自信が揺らがなくなる

50代以降、これまでにはなかった不安や疲れが増していきます。シニア期になると、失うものが増え、無力感にさらされることが多くなっていきます。

そう、「簡単じゃない」のが、定年後の人生です。

地頭や地こころのエネルギーは、経年変化によって低下し、新たなことへのチャレンジ意欲もわかなくなる。ストレスにも弱くなります。人生の後半戦、どこまでも根を張っていけるような肥沃な土地は存在しないのかもしれません。そうであっても、すでに張った根を強くして、生きる喜びは感じていきたい。老いた木には、老いた木にしかない味わいがあるものです。そのために始めてほしいのが、これまでに築いてきた価値観を「ほぐす」という作業です。

この章では、あなた自身そのものである価値観についてあらためて考えるために、次のような内容でお話を進めていきます。

●今、価値観をほぐすことが何より大切な理由

●まず「自分自身を見る価値観」をほぐすことから

●欠かせない「疲労ケア」。疲労センサーの感度を上げよう

2章では、心を縁の下の力持ちのように支えている「3つの自信」について、説明しました。役割の低下、健康不安、喪失体験。こういった現象が重なる老年期には、第1の自信「できる」、第2の自信「体・生き方をコントロールできる」、第3の自信「愛される」が、知らないうちに押しつぶされていきます。

しかし、変わっていく自分や周囲の環境をどうとらえるかは、人それぞれ。その「とらえ方」こそ、人の心を形づくる「価値観」です。

たとえば、こんな経験をしたとき、あなたはどうとらえるでしょう。

会社の重役や担当部門のリーダーが集まる前で、プレゼンを行った。予想外に緊張してしまい、心臓はバクバク、声も、書類を持つ手も震えた。質問に答えたが、何を答えたか覚えていない。部下は堂々とプレゼンしていて、その後の質疑応答も盛り上がっていた。

こんなとらえ方があるかもしれません。
「はー。今日のプレゼンは完全に失敗だった。こんなに緊張してしまうとは。どうして堂々とできなかったんだろう。準備不足、力不足、あと、もう歳だということかな。きっと重役や他のリーダーもがっかりしたに違いない。それに比べて部下は今後も活躍していくんだろうな。そして自分の居場所はなくなっていくのかも……」（Aのとらえ方）

あるいは、こんなふうなとらえ方もありそうです。

「やっぱり重役や他のリーダーがいることで、緊張しちゃったよな。震えたりして、なかなか体は自分の意思ではコントロールできないものだなぁ。でも、批判もされなかったことだし、まずまずの出来だったととらえよう。部下だってリラックスしているように見えて緊張してたかもしれない。とりあえず憂うつだったミッションは終わったから、今日は消耗したエネルギーを取り返すためにたっぷり眠ろう！」（Bのとらえ方）

いかがでしょうか。

「Aのとらえ方」では、失敗した、緊張をコントロールできなかった、きっと失望されているし、居場所がなくなるに違いない、というふうに、第1の自信（できる）、第2の自信（体・生き方のコントロール）、第3の自信（愛される、居場所がある）が根こそぎダメ出しされています。

年齢を重ねるにしたがって、このような、「できるはずだったのに十分にできなくなる」出来事が増えていきます。そのたび、「Aのとらえ方」のような脳内処理をしていたら、自分で自分の自信を繰り返し打ち砕くようなもの。

この脳内処理をしているのがあなたの「価値観」なのです。

もちろん、そうとらえてしまうのは仕方ありません。やれると思っていたのにうまくできなければ、誰だって落ち込みます。

しかし、3章では「そうやって落ち込む自分を認めながら、もう1つの考え方もプラスしていく」やり方をマスターしていきます。

「人間って、こんなものなんだ」という本質を知ることで、あなた自身の価値観が、ほぐれてきます。すると、「Aのとらえ方」でひと通り落ち込んだ後に、「Bのとらえ方」ができるようになるのです。

生きやすく、ダメージも引きずりにくい、「省エネ」な価値観です。

自信は、向き合う「課題」と「自己イメージ」のギャップから生まれ、そのギャップが大きくなるほど人は自信をなくす、ということは、すでにご説明しました（97ページ）。

自己イメージは、あくまでも、自分が作り出した〝イメージ〟。イメージですから、そのときどきの状況や条件によって、大きくなったり、しぼんだりします。実体とかけはなれることなんて、しょっちゅうあります。

過剰に、あるべき理想のイメージを抱きすぎていたことに気づく。かといって「全部間違っていた」とか、「自分なんてしょせんこんなもの」と自己否定や自己卑下で自分を0点にしないのが、「価値観ほぐし」。50代以降に一番必要で、有効なメンタルワークです。

私たちは、どうしても「表に出てきている問題」にとらわれがちです。そして、その「表の問題」を直接、修正しようとします。

人間関係の悩みなら、具体的な対応法や考え方の工夫を、職場復帰の問題なら、その日に向けた準備を、怒りのコントロールができないときには、呼吸法で鎮めようとする。ただ、**どんな場面であっても、自信や、価値観が適切であれば、表面的な問題が「問題ではなくなる」ことが多い。目には見えないけれど、とても大切なのが、価値観です。**

価値観をほぐして、そのときどきにほどよいバランスの「等身大の自分像」と向き合えば、ちょっとやそっとでは揺るがない、たじろがない自信を育てていくことができます。

人はそもそもいろいろで、複雑にできている

価値観は、「人というもの」をどう理解するか、というものさしでもあります。

私は、タフな軍人を作るためのメンタルトレーニングを開発してきましたが、退職後はそのエッセンスを一般の方にも伝えるため「感情のケアプログラム」という講座を開催しています。その中で、人をフラットに理解する手がかりとして「人の心の12の特徴」というものを紹介しています。いきなり12個も続くので多いと感じるかもしれませんが、いずれも、大切な内容です。ゆっくりと、あなた自身や、あなたの身の回りの人との出来事を振り返りながら、12個まで読み進めてみてください。

【人の心の12の特徴】

◎人は一貫しないもの

心には、さまざまな感情が同時にわき上がる。善意も、悪意も、当たり前に同居する。感情は時と場合によってころころ変わる。だから人は嘘もつく。裏切ることだってある。

◎感情や欲求はなくせない

感情や欲求は、人間の基本的な機能として備わっている。一時的に抑えることはできても、ゼロにはできない。なかったことにしたり、ケアをしないでいると、ずっとくすぶり続ける。

◎人はそれぞれ、正義もそれぞれ

人には人ごとに大切にする物が違ったり、優先順位が異なったりする。けって自分と同じではない。また人にはそれぞれ押されるとうれしかったり、傷ついたり、怒ってしまう「ツボ」や「急所」がある。そのツボも人によって違い、自分と同じでもない。特に、何を正義と感じるかは、普遍的なものではなく、人それぞれである。

◎人はなかなか変わらない、成長しない

言われたからといって反省したり、納得したからといって、人はすぐには変われないし、成長もできない。大人になったら人は「立派」になるのかというと、そうでもない。

◎でも、人は変われる

人は1つのひらめきで変化することもあるが、多くは「理屈」よりも「体験」をきっかけにして変わりやすい。体験を繰り返したり、長く経験したりしてようやく変化していく。

◎人の言動、反応にはそれなりの理由がある

それぞれの人が経験したことや記憶がベースとなって、今の発言やリアクションがある。他人にはバカなこと愚かな考えと見えても、よく聞くとその人なりの理由がある。

◎人は物語を見つけ、安心したい

人は、現状を理解し、不安を小さくするために、いろんな解釈をしようとする。その解釈、すなわち物語は、必ずしも客観的でなくても、万人が納得しなくても、その人にとっての安心や意欲につながるものとなる。物語を持てるかどうかで、安心が決まる。

◎人はエネルギーを使いたくない（怠けたい）もの

エネルギーは、人にとって生命を支える貴重なもの。だから、生死に関わらない、と判断された作業は飽きるようにできていて、続かない。何かをやるからには、「意味」や「意義」が必要。意味を見いだせず、理不尽と感じる我慢には、限界がある。

◎人間関係のトラブルは当たり前に起こる

人にとって他者は、自分を攻撃する可能性がある存在。だから、人を恐れる気持ちは誰もが持っている。人と人が出会えばトラブルは発生する。全員とずっと仲良くはできない。

◎人は他人をコントロールしたがる

人は人を恐れる。そのいっぽうで、人は人がいないと生きていけない。自分の安全とエネルギーの消耗を避けるために、他者を従わせたい。他者を従わせたいために、わがままになったり、人より優位な立場に立ちたくなる。

◎人は自分を責めやすい

人は、自分には悪いところがたくさんあり、それを他人に隠している、と感じやすい。特に日本は、ムラ社会で培われた精神風土の影響で、他者を攻撃するのが怖く、主張もしたくない。目立ちたくない。目立つと出る杭《くい》は打たれ、攻撃されそうに感じるから。

◎人は過去の記憶と将来の不安にとらわれやすい

人は、将来の危険を予測し、備えるための材料集めとして過去の危険なデータを検索する癖がある。集めた情報によって不安になり、情報によって安心もする。現実とはあまり関係ないことでもリアルに感じ取ってしまう。

12の特徴、いかがでしょうか。これが人間の心の本質であり、等身大の姿です。

等身大、というと飾らないナチュラルな姿、という「美しい人間像」をイメージしがちですが、ナチュラルな姿の人間には、えげつない部分がいっぱいある。

けれど、全員がえげつなく行動していると社会も集団もうまく回らないので、「人は一貫しなければならない」「皆と仲良くすべき」「怠けてはいけない」という、〝努力目標〟としての教えが作られてきました。

それを小さい頃から叩き込まれてきたのです。そのうちに多くの人が「それが人間」と勘違いしてしまいました。そしてその勘違いの目で、現実の人間を見るとその行動はあまりにもひどいと感じてしまう。自分の行動を振り返って、「どうしてこんなことも続けられないんだろう」「私は嘘つきだ」と自己嫌悪に陥るし、人の言動に対しても、自分は不当に扱われている、と怒りを感じやすくなるのです。

12の特徴をひと通り読んで、「ありのままの人間像はわかった。そうはいっても、等身大でいたら角が立つし、だからみんなも我慢して生きているんじゃないの？」と言いたくなるかもしれません。

それはそのとおりです。等身大でいろというのも、極端なのです。要はバランスの問題です。多くの人が持っている価値観は、自分にも他人にも厳しすぎる。理想と現実の差を我慢と努力で埋めていますが、シニアになると気力・体力の低下によってそれが難しくなる。うまく生きられなくなると、自信も低下してきます。

自分や、自分と関わる人の等身大の姿をあらためて知り、価値観をほぐしてみる。そうすれば、我慢しすぎて心や体が壊れてしまったり、誰かを恨んだり、責め続ける、ということも減らしていくことができます。自信もキープできます。

3章を最後まで読んで、もう一度、この12の特徴を読み返してみてください。きっと、ああ、そういうことだったのか、とさらに理解を深めていただけると思います。

今は、等身大の人間像を知るビッグチャンス

今まで人生の中心は仕事だった。組織の中で人間観を培ってきた。それは、決して無駄なことではありません。発生する問題を解決し、適材適所で人を活用し、期限内にタスクをこなすことで、あなたの価値観は形成されてきました。

一方、定年以降は、あなたが暮らす環境ががらりと変わっていきます。人は1人では生きていけません。家族や地域、趣味のコミュニティでの人間関係をあらためて築くことにもなります。新たな居場所を開拓する際には、初めての人と関わる機会も増え、もっと歳をとると、人に頼らざるを得ない生活がやってきます。

だからこそ、**あなたの「価値観2・0」を、これから生み出す必要がある**のです。

今、人というものについて等身大で理解する御利益は大きい。2章で紹介した〝残念シニア〟になり、たえずイライラしていたり、孤立したり、むなしさしか感じない生活は苦しいものです。周囲に呪いや憎しみをまき散らす、『もののけ姫』に出てきたタタリ神の

ようになりたくない。そのためにも、これまでの経験でカチカチに固まっている価値観を、いったん、ほぐしなおしてみましょう。

価値観の修正は大きな課題です。それを行うにはモチベーションとまだ修正できる余地が必要です。幸運なことに、50代には価値観ほぐしを練習できる場がたくさんあります。うつからのリハビリのときに、人は「死ぬほどつらい」という経験を繰り返すからこそ変化のモチベーションが高く、しかも何度も襲ってくる不安の波のたびに練習ができるので大きく価値観を変えられる、というエピソードを、1章でも紹介しました（35ページ）。

50代のあなたの今の不安はモチベーションになります。また一筋縄ではいかない社会の「現場」にいる今だからこそ、あなたは多くのトレーニング機会が持てるのです。自分が仕事でやらかしたミス。記憶力の低下。あまり働かない部下への苛立《いらだ》ち。モチベーションにあふれているように見える同僚への嫉妬心。

仕事を離れても、地域のトラブル、介護や子育ての問題、パートナーや家族とのいさかい、疲れが抜けない自分への自信低下――。

怒りの感情に乗っ取られそうになったり、立ち直れないほど落ち込んだり、シビアな状況のときこそ、価値観ほぐしの練習です。場数を踏むほど、価値観は柔らかくなっていき

ます。その練習ができるのが、50代なのです。これから歳を重ねるにつれ、どうしても、価値観が固くなり、効果にも限度が出てきます。

ああ、どうして今こんなことが起こるかなぁ、とうんざりしたら、

「人は、困ったときにしか大切なことを学べない」

この言葉をつぶやいてみてください。そして、「練習、練習」と取り組んでください。

50歳は価値観ほぐしのまたとないチャンスなのです。

3章では、価値観をほぐすための考え方やワークをしていきますが、その小さな効果は、当日から実感できるでしょう。物の見方が変わるからです。打ち合わせで出されたコーヒーを「缶コーヒーか」とがっかりするか、「自分のために用意してもらえたんだな。最近の缶コーヒーはおいしくなったな」と思えるか、そんな小さなところから変わってきます。

「その日の汚れ、その日のうちに」のように、その日起こったトラブルを自分でとらえなおすことができる。価値観をほぐすと、疲労や感情への価値観も変わるため、自分のケアを後回しにしていた人が、その場で自分をケアできるようになります。すると、心も体も疲れにくく、リカバリーしやすくなるのです。

職場での立ち位置も変えていけます。「完投型のピッチャーになりたかったけど、ここ

ぞというときに活躍する抑え投手的立場もなかなかおいしい」と、与えられた持ち場の楽しみを見つけられるようになります。

「人はこうあるべきだ」という価値観をほぐせば、変化があっても、予想外の出来事が起こっても、寛容になり、おおらかでいられます。老後に向けて広げておきたい心地よい人脈も、自ずと広がっていくでしょう。

50代からの価値観ほぐしで、意識したい3つのコツ

よし、価値観をほぐすぞ！　と、決意してもすぐにほぐれるものではありません。実は、これは相当、地道な作戦となります。繰り返しますが、「簡単じゃないのが、定年後の人生」。徐々に少なくなっていくエネルギーを切り詰めながら進む「撤退戦」の中でのメンタルワークです。でも、安心してください。50代からの「価値観ほぐし」というミッションを成功に導きやすくするコツをお教えしましょう。

価値観ほぐしのコツ①　急ハンドルはNO！　ゆっくり、繰り返し変えていく

定年という大きなターニングポイントを、人生をがらりと切り替える転換の時期、とば

かりに急ハンドルを切ろうとする人がいます。起業する、引っ越す、身体負荷の強いことにチャレンジする、しかも準備もなしに。これは厳しい。

なぜなら、**50代以降は、「環境変化」だけで、大きなストレスとなる**からです。

若い頃は、引っ越しをするのも楽しい。新しい家で生活したりいろいろな人と知り合えたりすることにワクワクしたりします。でも、今はどうでしょう、引っ越しをしようとすると、手続き、荷造り、荷ほどき、新生活を軌道に乗せるまでのあれこれを想像するだけで、疲れます。これからの人生では「変わることはストレス」なのです。

抑圧というストレスから解放され、通勤からマイペースな生活になるという「楽になる変化」ですらストレスになったことは、私の退職後のエピソードからもわかるとおりです。私自身、「楽になる変化なんだから、すぐに適応できるに違いない」と思っていましたが、甘かったのです。

ゆっくり、じっくり、価値観をほぐしていこう、と思ってください。直面する出来事に対して、対処のやり方を変えてみる。本当に自分の価値観が変わったなぁ、としみじみ思えるようになるまでには、数年はかかるでしょう。

人が、初めて取り組むものに対して「習得できた」と思えるまでには、1万時間が必要だ、という考えがあります。これは、米国のマルコム・グラッドウェル氏が著書『天才！ 成功する人々の法則（原題：Outliers）』（勝間和代訳、講談社）の中で「世界レベルの技術に達するにはどんな分野でも、一万時間の練習が必要だということだ」と述べたもの。**あなたの今ある価値観も、子どもの頃からそれこそ1万時間以上かけて培い、あなたを支えてきたものです。それを揺さぶり、ほぐすには、繰り返しの練習が必要になります。**ちなみに退職後の自由時間は8万時間ほどあるそうです。繰り返し練習さえすれば、これから8個も新しいことをプロレベルまで高められる可能性があるのです。

仏教の読経《どきょう》も、繰り返しのたまものです。修行では1日3回は読経の時間を持ち、何回も何回も繰り返し、お経を読むそうです。「般若心経《はんにゃしんぎょう》」の色即是空（目に見えるものは変わらないようで変わり続ける）、空即是色（変わり続けるものは、確かに存在しているものである）――人は歳をとり病気にかかって死んでいくけれど、生まれてから現在までの自分はどれも自分で、死んでしまっても自分であることに変わりはない、と説く言葉ですが、一回聞いて「ほう」と思っても、価値観は変わりませんよね。やはり病気や死は怖いままです。しかし、お坊さんは、何千回も、何万回も唱えることによってようやくその考えを、しみ込ませることができるのです。

価値観ほぐしは、試験を受ける前に、単語を丸暗記するのとはわけが違います。平穏に暮らしていて、不意に何かが起こったときに瞬時に判断するものさしになるのが、価値観。心の根底にある「構え」のようなものですから、根付かせ、使えるようになるまでには時間がかかります。

ゆっくりとハンドルを切り、繰り返し練習しましょう。今から始めれば、時間は十分にあります。

価値観ほぐしのコツ② 過去を否定せず、プラスしていく

急ハンドルと同様にやってしまいがちなのが「これまでの自分のやり方は間違っていた」と、自分の過去を否定してしまうことです。心の仕組みについて学ぶと、即座に過去の自分を否定しようとする人がたくさんいます。「これまでは自分はこんなに苦しかった。その理由がわかった。違う人生を歩もう」、こんなふうに、全部手放してからっぽにすれば、新しいものが入れ替わるように入ってくる、と思ってしまう。苦しんでエネルギーがなくなっている人ほど、そうやって楽になりたいと願います。

しかし、**50代まであなたを支えてきた価値観をまるっきり変えるのは不可能です。**本当

はこれがやりたかった、残り人生50年、あきらめないでやろう、と思ったとする。しかし、もうこれまでの経験、人とのつながり、家族、住まいがある中で、すべてを手放して挑戦しても、満足したり成功したりする確率は低いでしょう。それはあなたが張ってきた根を断ち切る行為であり、知らないうちに得ていた栄養も失うことになるかもしれません。

あなたの価値観は、あなたが生きてきた歴史そのもの。自信を支えたり、あなたらしさを作っている大切な要素です。しかし、このままでは苦しいから変える必要がある、と思えば、変えられる部分もあります。二者択一ではなく、バランスの修正と考えるとよいかもしれません。

嫌で捨ててしまいたいけど、どうしても変えられない価値観もあります。誰かに甘えたい、とか、人にどうしても威張りたいんだ、という部分が実はその人にとってとても大事である場合、それを手放そうとすることは、自らの幹を否定するようなもの。無理矢理変わろうとせず、うまくつき合う、というイメージで取りかかってみましょう。

私の好きな言葉に、「ニーバーの祈り」というものがあります。

「神よ　私たちに、変えられるものを変える勇気と、変えられないものを受け容れる冷静

さと、その2つを見極める知恵を与えたまえ」（神学者　ニーバー）

あなたにとって変えられるもの、変えられないものは何かを考えてみましょう。

価値観ほぐしのコツ③　デバイス（機材）はそのままで、アプリを足していく

古いパソコン、使い込んだスマホ。50代以上の自分を、そんなふうにたとえて理解すると、しっくりくることがあります。もう機種変更はできないけれど、あと50年稼働させなければならないデバイス。ハードディスクには思い出もたっぷり詰まっていて、ちょっと負荷を大きくすると、熱くなってフリーズする（笑）。

でも、使わなくなったアプリをアンインストールして、代わりに新しいアプリを入れれば、わりとサクサク動くようになります。もちろん、新しい機種（若い人）ほどサクサクは動かないけれど。それが、あなたの「価値観2・0」の目指すところです。

やりたいことはたくさんあっても、たくさんのアプリを入れるとそれだけで動けなくなるのがあなたのデバイスの現実ですが、工夫次第です。

新しいアプリは、価値観でもあり、生きがい探しでもあります。その方法は、4章でも

詳述します。試しにインストールしてみて、本体に負荷がかからないか、使いやすいか、動作確認をしてみる。今ひとつだなと思ったらすぐ削除して、別のアプリを探せばいい、ぐらいの気楽な構えでとりかかります。

前の自分もいいけれど、ほかにも違う自分を付け足していくのが、価値観ほぐしです。料理でいえば、もう基本のだしはととのっている。あとはスパイスを足していくだけ、そう思うと、ちょっと気分がアガるかもしれません。

よく、うつになった人が「私の考え方が私をうつにしていたんですね」と反省しますが、私は「違いますよ」と言います。「その考え方はあなたにとって必要で、今までのあなたを支えてきたんです。でも、これからは〝いつでも必要なもの〟ではなくなる。TPOに合わせて使うものになるのかもしれません。TPOというアプリを1個付け足しましょう」というふうに。

価値観ほぐしは、否定ではなく、付け足しである。

この言葉も、ぜひ繰り返し、思い出してください。

「子どもの心　大人の心」

価値観ほぐしのときに向き合う材料になるのは、114ページで紹介した、「人の心の12の特徴」です。

それを理解するときに、ヒントとなるのが、「子どもの心　大人の心」という考え方です。

これは、困難に直面したときにどう戦うか、という人それぞれが培ってきた「心の強さ」を私なりに物語化したものです。心の強さには「子どもの心」と「大人の心」の2種類があります。「子どもの心」は、成長段階で、親や学校の先生や社会のルールによって身につけられた価値観のことです。

たとえば、こんな考え方です。

【子どもの心】

- **人より劣っていてはいけない**
- **1人でやり遂げなくてはならない**
- **苦しくても逃げ出してはいけない**

・人に迷惑をかけてはいけない
・途中で人に頼ってはいけない
・論理的に考えて行動しなければいけない
・自分の問題点をつねに見つけて改善しないといけない
・苦しいと思ってはいけない
・弱音を吐いたり、泣いたりしてはいけない（感情は抑えなければならない）
・つねに努力すれば自分は変われるし、成長できる

子どもは、社会的なルールや、協調性の必要性をまだ知らず、自分の欲求のままに動こうとします。子どもを保護する大人は、子どもが社会で生き抜いていけるように、「子どもの心」の強さを持つことを繰り返し教えます。

子ども時代は、体も頭脳もどんどん成長するので、逃げずに、がんばり続けることで成長もできます。１人でやり抜くことで自信が身につきます。

しかし、大人になると体も心もできあがり、成長することよりも「ほどほどに運用」することが必要になります。がんばるだけでは限界があるから、得意な人に頼ったほうがい

いことがあることを学びます。
また、大人になり生きていると、愛する人とお別れする、リストラされる、裏切られる、介護を背負うことになるなど、予期せぬ理不尽にたくさん直面します。そういった経験を繰り返しながら、それでも自信を失わないように培われていくのが「大人の心」です。

【大人の心】

・1つがダメでも、なんとか工夫して乗り越えてみよう
・つらいことは上手に避けたり、かわしたりしていい
・嫌なことは上手に断っていい
・ときには人に頼ることも大切だ
・人は変わることができる。でも、時間がかかる
・自分も大切に。周囲も大切に。大事なのは、バランス
・できないことがあることを認めて、次に進もう
・人は人、私は私
・醜い部分も含めて自分を大切にしよう

あなたは、子どもの心と大人の心、どちらを使っていることが多いでしょうか。

ここぞという踏ん張りどきには、子どもの心で切り抜けなければいけない場合もたくさんあるでしょう。しかし、そうやってがんばってつらくなってしまったときには、大人の心にうまく切り替えることが必要。ほどほどでいいんだ、弱い自分だって自分だ、と認めることができれば、傷ついても、人は立ち上がっていくことができます。

このようなしなやかな精神的回復力、抵抗力を心理学では「レジリエンス」といいます。

疲れると、子どもの心が強くなる

さほど疲れもたまっていなくて、元気なときには、「大人の心」で対処できても、疲れがたまり、余裕がなくなると、「子どもの心」の勢いがぐっと強くなってくる場合があります。それは、うつ状態の人の心理からも説明できます。

うつ状態の人は、すごくがんばりたがります。休職し、眠れるようになり、少し復活し始めたと感じると、「資格をとるための勉強を始めてもいいですか」などと言い始めます。

私は「まだ、ダメです。なぜなら、あなたにはまだまだ休養が必要だから。今、あなたが学ぶのは、やめるという練習です」と答えます。**少し動いてみて、苦しくなったら、やめる。中断する。やり遂げることにこだわらずに中断することができたら、自分をほめる。その練習をすることが、大人の心を育てることになります。**

「そんなことをしたら、二度とがんばれない自分になりそうで怖い」とクライアントは言います。でも、そんなことは絶対にないのです。エネルギーが復活すれば、またがんばれるようになります。

つまり、価値ほぐしのコツ②「過去を否定せず、プラスしていく」（126ページ）でお伝えしたのと同じことです。子どもの心を削って大人の心を導入するのではなく、子どもの心を持っている上に、大人の心をプラスする。増やしたぶんだけ、あなたの世界は広がります。そして、調子がいいときには、子どもの心を使ってよいのです。

実際の生活は「調子がいい」「悪い」の両極ではありません。「やればできるんだろうけど、今日はあんまりやる気が出ない」というような、グレーゾーンの日のほうが多いもの。そういうときに、**「今日は子どもの心は……30％しか使わなくてＯＫ！」と判断できるのが、大人の心です。**

仕事人間は「論理」に傾きがち

大人の心が育ちにくいのは、現代社会では自然相手の仕事が減り、大半が「論理で動く」ことが重視される職場環境になってきたからだと考えています。もちろん、さまざまな問題が複雑に絡み合うような状況のときに、論理的に考えることは問題解決の手立てとしては重要です。

一方で、人間は、仕事とは違い、生身の生き物です。

しかし、論理的な人は、自分も人も、論理的に動くものだとどうしても考える傾向にあります。たとえば「人は、このように言われればそれを達成するものだ」と思っている。状況も聞かずに「この仕事を発注します。最短でいつまでにできますか?」という物言いは、仕事では当たり前かもしれませんが、そこには相手の状況を推し量る気持ちはすっぽりと抜けています。だから、お互いに、警戒心や怒りがくすぶるのです。

現実には、**人は論理よりも、「疲労」や「感情」で動きます。それに、いつも同じようには働けない。**「人の心の12の特徴」でもお伝えしたとおりです。

人間の本質を深くは理解せず、「人間に対するデータが圧倒的に不足している」人がとても多いのです。「うつになって、初めて理解しました」と言う人がたくさんいます。

疲労によって人はどうなるかを経験せずに30代ぐらいでうつになった人は、その挫折から人間のデータを学びます。しかし、挫折を経験しないまま50代になった人は、うつになった人を理解できません。「十分休んだはずだから、出社したらまた第一線でがんばってもらうからね」と、本人を励まそうと、よかれと思って言ってしまったりする。明らかに、人間に対するデータ不足です。

大人の心を持てるようになると、価値観は確実に、ほぐれます。

すると、どうなるでしょう。

「人はいつも完璧ではいられない」ことがわかるので、人を悪意ではなく、性善説で見ることができるようになります。自分のことも、「ほどほどの期待値」で把握するので、できない自分も、途中で気が変わる自分も、叩かない。他者にも優しくなることができ、物事を「ま、なんとかなるだろう」と楽観的なまなざしで見ることができます。手元にあるもの、身近な人に感謝することができます。

ここまで何度かお話ししたように、「やらされてる感」は被害者意識を呼びます。自分は大切にされていない、誰かから攻撃されるかもしれない、と考えるだけで警戒エネルギーが高まり、疲れやすくなります。

性善説で、楽観主義でいられることは、50代以降にこそ必要な、エネルギーを消耗しない、ヘルシーな生き方です。そうやって価値観をほぐして初めて、「自分がこれまでいかに人の意図を深読みして警戒したり、敵意を想定して見ていたかよくわかった。できない人は能力がないのだ、と単純に考えていた」とおっしゃる方がたくさんいます。

たとえばあなたとの約束を誰かがすっぽかしたとします。そのときに、腹を立て、「あの人は自分のことを軽んじている、嫌っている」と思うのか。それとも「仕事が詰まっていて、疲れがたまっているのかもしれないな」と思いやることができるか。後者のほうが、自分のダメージもなく、相手のことをむやみに嫌いになることもありません。

我慢、傲慢、不満、そんな「まん」を増やすよりも、これからは、自己満足に栄養をやりましょう。

「疲労」は、段階ごとにダメージの受け方が変わる

価値観ほぐしの際にぜひ覚えていただきたいキーワードがあります。

人は論理よりも、疲労や感情で動く。

疲労ケアと感情ケアは、人の心を理解するための2大ケア、と私は位置づけています(感情ケアについては4章で詳述)。これが理解できれば、人間へのほとんどの誤解は解けて、不要な落ち込みや怒りもなくなる、と私は思っています。

疲労のことなど、今さら言われなくてもわかる、と思う人も、読んでみてください。まだ知らないことがあるはずです。

私は、うつ状態の人やショックな出来事に直面した人を支援する際に、以下の手順でケアを行います。

①エネルギーを取り戻す疲労ケア
②怖かった記憶を落ち着かせるケア
③再び立ち上がって生活していくための自信のケア

これを見てもわかるとおり、エネルギーを取り戻す「疲労ケア」は最優先事項なのです。ここまで何度も「エネルギー」という言葉を使ってきました。

エネルギーとは、人間が生き、考え、活動するために必要な、根源的なパワーのみなもと。活動したり、ストレスを感じると人はエネルギーを消耗します。美味《おい》しいものを食べたり、眠るとエネルギーを回復します。食欲や睡眠欲といった欲求や、快・不快を感じる感覚は、エネルギーを維持するために、はるか太古のご先祖様の時代から受け継がれたものので、理屈では太刀打ちできないくらい大きい力を持っている、と私は解釈しています。

疲労といっても、「疲れた」「疲れていない」という2択ではなく、3段階で評価すると、疲労のメカニズムがよくわかります（140ページ図）。

疲労は、1段階、2段階、3段階と、ステップを踏んで進行していきます。

1段階は通常の疲労。嫌なことが起これば、眠れなくなったり、食欲がわかなかったりしますが、通常モードなので、休むことによって回復します。実はこの状態であることが、とてもありがたいことなのです。

何らかの理由で疲れがたまってくると疲労の2段階に至ります。2段階ではこれまでと同じ出来事でも、2倍ショックを受けやすく、疲労感も2倍、回復にも2倍の時間がかかります。このため私は「2倍モード」と呼んでいます。いわゆる「うつっぽい状態」です。負担となる課題を避ける、何かをするのがおっくう、イライラするなど、傷つきやすい状態になります。

蓄積疲労の３段階（1倍～3倍モード）

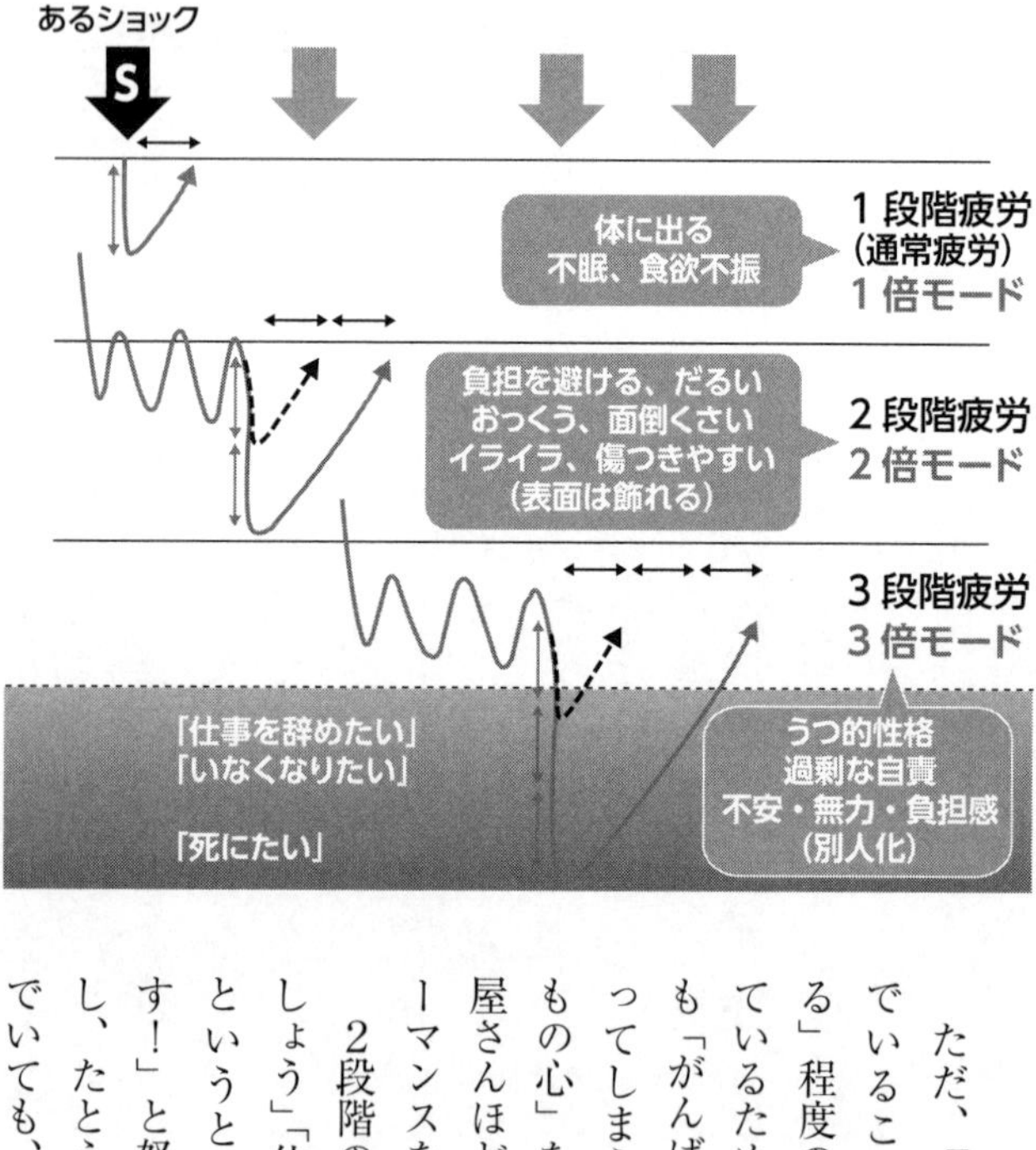

ただ、「表面的には落ち込んでいることを隠すことができる」程度のエネルギーが残されているため、この状態になっても「がんばる」「我慢」で乗りきってしまうことが多い。「子どもの心」を総動員し、がんばり屋さんほど無理をして、パフォーマンスを維持しようとします。

2段階の人に「疲れているでしょう」「休んだほうがいいよ」というと「十分、休んでいます！」と怒る場合が多い。しかし、たとえ人より1・5倍休んでいても、回復できないのが2

段階の現実です。そのまま疲れを麻痺させて、活動を続けていると、3段階に移行していきます。

3段階は、うつ状態。無力感、自責感、不安感、負担感が過剰になる「うつ的性格」になってきます。傷つきやすさ、疲れやすさは、元気な時の3倍、ダメージからの回復にも3倍の時間が必要となります。通常の生活をしているだけで人の3倍傷つき、疲労するので、よほど生活環境を工夫して休養しないと回復しない状態です。うつ病になった人が、元の生活に戻るまでに1年かかる、というのは3段階に陥ったからです。

疲労は人の性格を「悪く」する

2段階になるとうつ的性格の状態で生活するムリが表面化するので、誰もが一見**「性格が悪くなる」**ように見えます。さらに3段階にまで進むとうつ的性格が強くなり、本人とは別人のようになってしまいます(**別人化**)。ただ性格の変化はあくまでも一時的なものです。カゼを引いたら熱が出る。カゼが治れば熱は引く。それと同じように疲労が1段階に回復すれば、その人本来の性格に戻ります。

うつ的性格は、弱った自分を守るための変化と考えることができます。イライラしやすくなるのは、それ以上、自分に危険や負担を強要する人や事態を近づけないようにするため。難しい仕事を避けたがるのは、それ以上のエネルギー支出を避けて自分を守ろうとするからです。疲れの影響を理解していないと、「やる気がない」とか「たるんでいる」というふうに評価しがちですが、責任感の問題というよりも、ほとんどが疲労（エネルギー不足）の問題であることが多いのです。

また集中力が低下し、ミスが多くなるのは能力が落ちた、と誤解しやすいのですが、疲労で弱ってきた自分を守るため作業より外界の情報のほうに意識を向けるからです。しっかり休めば集中力も意欲も回復しミスも減ります。

ところが、ことは複雑で、前述したとおり、うつになるほど人は、休むのが怖くなる。1段階にはまだ戻っていないのに、人の1・5倍休んだという事実があったりすると、「もう休みました！」と仕事をしたがります。それでも「休みましょう」というと、「この人は私から仕事を奪おうとしている。クビになったほうがいいと思っているんだ」と疑い始めます。

2倍モードのときは、なんとか仕事をするエネルギーがあるために、がんばれば、なんとかやりきれてしまう。「やっぱり休む必要はなかった。自分はまだまだやれるじゃないか」と思ってしまうと、大変です。自分では気づけないうちに「蓄積疲労」がどんどん悪化していきます。

そしてとうとう心身をコントロールできないくらい疲れ果てて、病気になったり、人とトラブルになったり、休職したりしてようやく「ああ、自分は疲れていたんだな」とわかる人がとても多い。がんばらなければ、という「子どもの心」は、疲れや痛みを麻痺させる力があるためです。

うつで休職あるいは体調をくずす、人間関係をくずすという大きな試練を経験するのはとてもつらいことですが、それも大きな目で見ればその経験ゆえに、「吐き気がする。眠れない→疲れがたまってるな」というふうに事前に察知できるようになる。**経験をもとに、疲れのセンサーをしっかり磨く**ことができるようになります。

また人生に対する価値観も変わってくるでしょう。「あの人、ずいぶんイライラするようになったな、ミスが多くなったな」と思ったら、その人の性格や能力のせいではなく、疲れをためているせいではないか、と気遣うことができるようになると、もっとこの社会はギスギスしなくなるのでは、と私は思います。

50代が職場で感じるクライシス

疲労の1段階のときには、物事をフラットに見ることができますが、**2段階になると、自分がいる境遇を「色眼鏡」で見てしまう**ようになります。

たとえば、50代というのは、いわゆる「出世組」と、「それ以外」に分かれる年代です。幹部会議に呼ばれずに部下たちと仕事をする。重要な意思決定には関わることができず、アフターフォローの役割が主となる。1段階だと、「それも、ありだな。むしろ、さっさと会社を出て好きなことをする時間が確保できてラッキー」と思うことができるかもしれません。

しかし、2段階になると「うつ的性格」が顔を出し始めます。とにかく毎日がつらくて仕方がない。自分は職場に貢献していない。周囲からは「あの人、何してるの？」という目で見られているような気がして、苦しい。いっそ、もう辞めたほうがいいんじゃないかと思って本当に退職してしまう人もいます。1段階のときであれば「いや、今辞めたって、どうする？　金銭的な不安が大きくなるかもしれない」と思えても、2段階のときには、日々感じているつらさのほうが大きいから、とにかく一刻も早く、ひりひりした状態から逃れたくなるのです。

実は50歳くらいのおそらく20％はそんな2段階だと思います。体力が低下してきているだけでなくあとで紹介するように、精神的エネルギーを使うライフイベント、喪失などの感情労働が多くなっているからです。心の底で、漠然とした不安や息苦しさを感じているが思い当たる原因もない。気のせいだ、歳のせいだと自分をごまかし、職場では明るい顔で冗談も言える。それでも「こんなことぐらいで」と感じるような出来事をきっかけにして心身の不調が急に表面化することがあります。

そんな50歳くらいのあきらかにエネルギー切れの方に、私が「まず、休みましょう」と言うとほとんどの方が「忙しくしているわけではないから」、とおっしゃるのです。こういう方へのカウンセリングは、実はとても難しい。休むことをイメージするとますます不安が強くなるので、あれやこれやと抵抗します。

「働き方は以前と変わっていません。だから、そんなに疲れていません」と言う人に、私は「疲労収支」という考え方で説明をします（次ページ図）。

図にあるAさんとBさんは、同じ職場で勤務しています。電池は毎日のエネルギー量。睡眠して充電すると考えてください。消費は、活動量です。1日の充電量を超える作業を

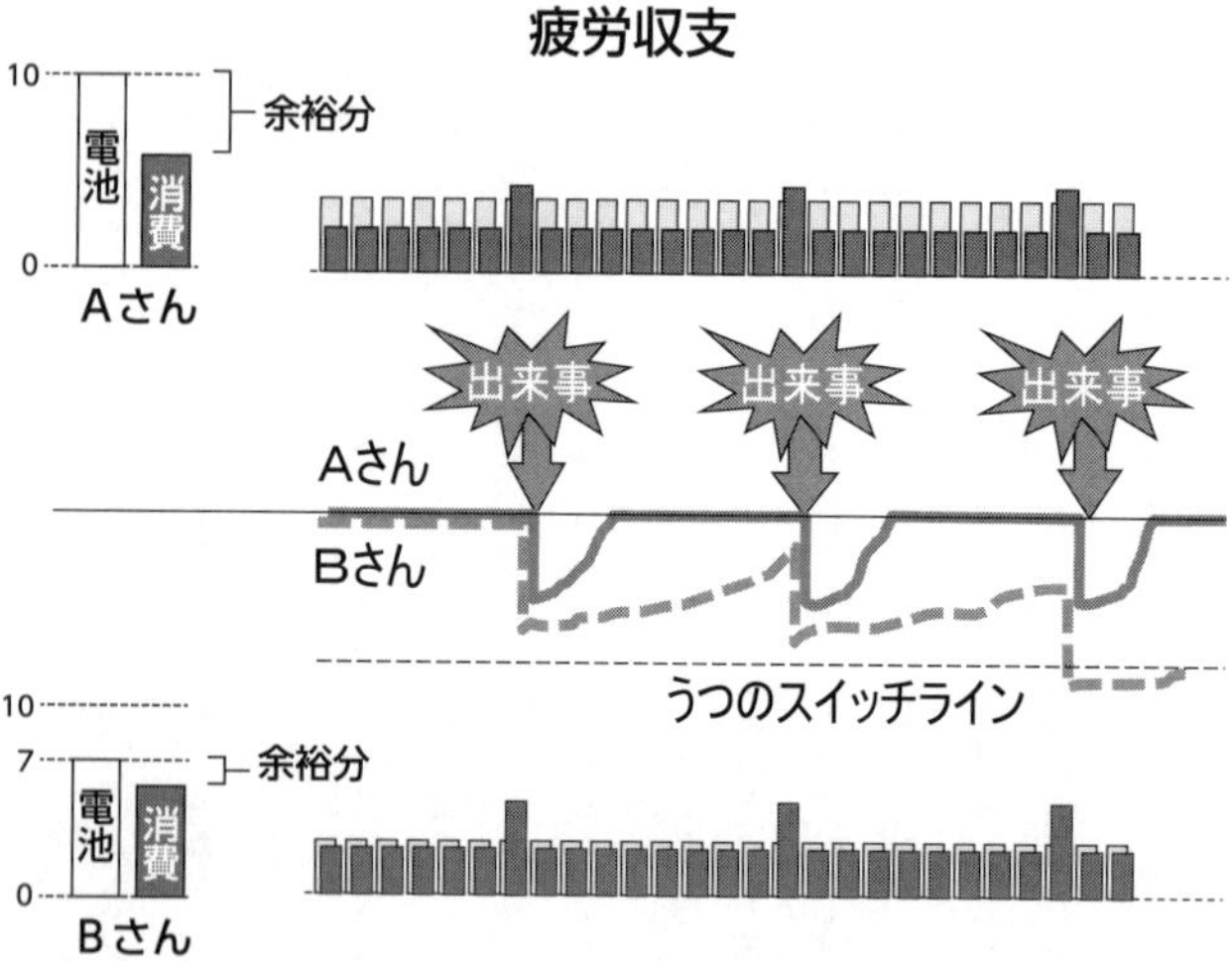

したら、つまり働きすぎたら、疲れを翌日に持ち越すと考えてください。真ん中のグラフは、その持ち越した疲労を表しています。エネルギーの借金のようなものです。

さて、Aさんは初めの1週間は、借金はありません。7日目に徹夜の仕事が入り疲労をためましたが、数日で疲労の借金を返しました。その後も何度か徹夜が入りましたが、基本的に借金を大きくせず生活できています。

一方Bさんの借金（点線）は、初めの1週間こそAさんと同じですが、徹夜仕事に対し、Aさんに比べて疲労の借金が大きく、翌日からの返済も少ない。結果的に疲労借金を完済しないうちに、2回目の徹夜を迎えてしまいます。そしてとうとう3回目の徹夜で、うつ的性格に入るほどの疲労困憊レベル、つまり2段階に達してしまうのです。

このように図にして見ると蓄積疲労がたまるのは、単なるエネルギーの回復と消費の足し算引き算の問題です。疲労がたまってしまったBさんも、それが解消するまで、たとえば2週間ほど休めば元気になれます。冷静なら、小学生でもわかる理屈です。

ところが問題は、このグラフが実際には見えないということ。知覚できるのは、3回目の徹夜仕事の後、Bさんだけが、不調を感じ始めたということだけです。

この状態でBさんには、すでにうつ的思考が働いています。強い自信の低下、自責の念、不安、負担感で、この状態を見てしまうのです。

その結果、Bさんは、「他の人（Aさん）と同じ仕事しかしていないのに……」と自信を失い、「過去は乗り越えた仕事なのに……」と、自分の努力不足のせい、我慢が足りないせいだと考えてしまいます。もっとがんばらないと会社を辞めさせられると不安になります。

本来Bさんは、疲れているので休まなければなりません。休めば回復するのです。ところが、努力不足と考えてしまうBさんは、調子を崩せば崩すほど、努力を続けてしまう。

これが現代人が知らず知らずのうちに疲労を深めてしまうメカニズムなのです。

クライアントに、「Bさんがうつになる過程で、いつもと違う特段大きな出来事、明確な悩みなどがあったでしょうか」と聞くと、「何もないですね」と答えてくれます。そうです。何もないのに、うつになることもある。

そこでもう1つ、種明かしをします。

「実は、Bさんは、Aさんの20年後の姿なのです」

この方は、30年間ずっと同じ仕事をしてきました。いろんなことを乗り越えてきた自信もありました。ただ、年齢によるエネルギーの低下にだけは気がつかず、いつもの変わらない日常の中で、うつになってしまったのです。

こんなお話を聞いていただくと、ようやくご自分の状態を理解し、自分をケアしようと考えてくださるようになる方が多いのです。

「疲れやすくなった」「階段を駆けあがるのがしんどくなった」という肉体面での変化に気づく人はいても、仕事については「できる」と思っている人が多い。

経験値が蓄積されて、「判断能力」などは高まっているから、「まだまだできる」と過信しやすいのです。しかし、1回のピッチングは上手になっても、3回まで投げたらもうへトヘトになってしまうのが老化というもの。何をしても、明らかに疲労しやすくなっている、つまり、知らないうちにうつ的性格に傾きやすくなっているという変化を自分で見据えなければいけません。

定年は、エネルギーを大きく失うライフイベント

シニアがうつに陥りやすい1つの要素にライフイベントがあります。ライフイベントとは誰にでもある日常的な出来事のことです。生きていれば、さまざまな出来事が起こります。出来事は変化でもあります。

結婚、就職、出産、身内の死といった大きな出来事から、人事異動、地域の仕事など。それぞれの出来事には必ず「人間関係」がともない、「感情」が揺さぶられます。1つ1つの出来事は小さくても、積み重なれば大きなエネルギーの消耗になるのです。

これから迎える定年は、あなた自身だけでなく、あなたの周囲でもとりわけ大きな変化が重なって起こるタイミングとなります。人生の出来事がどのくらい心身に負担をかけるのかを研究したものが「ライフイベントのストレス」表です。

「定年」は項目中にはありませんが、「失業」や「労働環境変化」「新しい仕事」「転職」

ライフイベントのストレス

100	配偶者の死	38	家計の悪化	23	上司とトラブル
73	離婚	37	友人の死	20	労働環境変化
65	別居	36	転職	20	転居
63	懲役	35	夫婦喧嘩増加	20	転校
63	近親者の死	31	百万以上借金	19	趣味の変化
53	けがや病気	30	預金等の消滅	19	宗教の変化
50	結婚	29	仕事の責任変化	18	社会活動変化
47	失業	29	子どもの独立	17	百万以下借金
45	離婚調停	29	親戚とトラブル	16	睡眠リズム変化
44	家族の病気けが	28	個人的成功	15	同居人の変化
40	妊娠	26	妻の就職・退職	15	食習慣の変化
39	性的困難	26	入学・卒業	13	長期休暇
39	家族の増加	25	生活リズム変化	12	クリスマス
39	新しい仕事	24	習慣の変更	11	軽微な法律違反

合計 150 以下：30%、150～300：50%、300 以上：80%

（ホームズとレイ　1967 より一部改変）

1年の間に経験したライフイベントの点数の合計が150点以下なら30%、150点から300点なら50%、300点以上なら80%の人は次の年に心身の不調に陥る可能性がある。

「家計の悪化」「仕事の責任変化」「生活リズム変化」「習慣の変更」――これらの要素の点数を足し算しただけでも、258点。表をもとにすれば、1年のうちにこれらが重なると、翌年に心身の不調に陥る可能性は、「50％」となります。歳をとるとともに人生は穏やかになっていく、というのは楽観的すぎるイメージなのかもしれません。現実には、エネルギー低下リスクとなるイベントが、かなり混み合ってきます。

定年をきっかけに「荷下ろしうつ」に至ることもある

疲れの3段階になると、「死にたい」気持ちが高まります。現実生活があまりにつらく、死ぬことによって「終わらせる」ことができると思うのです。

自衛隊時代に、定年後2~3年して亡くなった先輩がいました。周囲からは、「あんなにずっと元気で快活だった人がなぜ」と不思議がられました。

その方は、体力自慢で、同期よりも元気であることに自信があった。周囲が定年への準備をしていたものの、なんとかなるだろう、と楽観的でした。ところが、定年前の検診でいくつか異常値が見つかったことでとても心配をしていたそうです。もう1つの心配の種は、定年前の時期に長男の就職が難航していることでした。それでも、体力には自信がある人なので、むしろ仕事に精を出すことで、健康不安や長男の就職のライフイベントによる疲労に、フタをして乗りきっていたのです。疲労のケアは遅れ、気づかないうちに疲労が蓄積されました。

定年後、しばらくして長男の就職は決まりました。ところが、その人はがくんと調子を崩したのです。労働という明確なストレスがなくなり、長男の心配からも解放され、疲れ

荷下ろし、遅発疲労

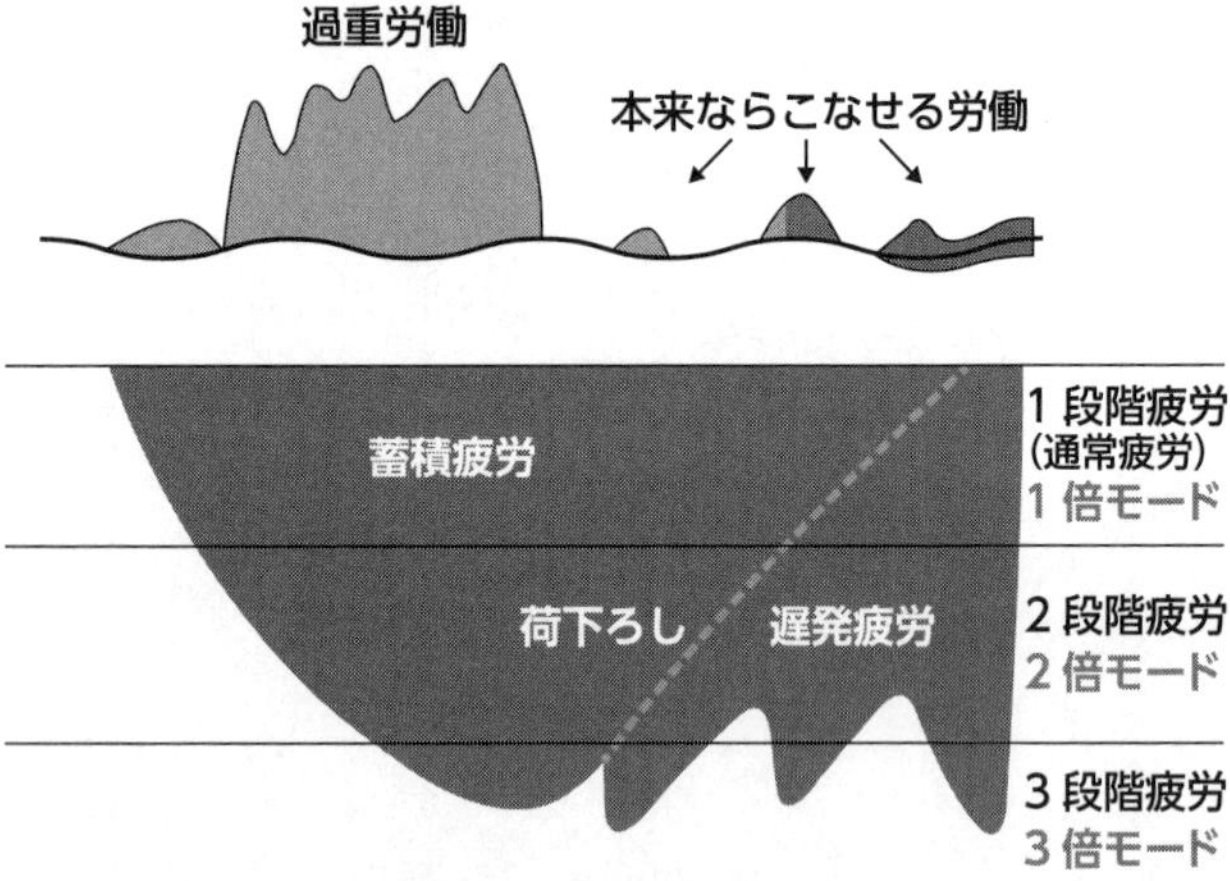

を麻痺させる必要がなくなった結果、どっと疲労が押し寄せる「荷下ろし」と呼ばれる現象です。

荷下ろしとは、うつになる一つの典型的なタイミングのことです。

図の過重労働の時は疲労の借金がかさむもの。しかし同時にアドレナリンが出ており、不安や苦痛を感じないでやり過ごすことができます。ところが、その過重労働がひと段落したとき、アドレナリンが切れ、本来感じるべき苦痛を一気に感じ始めます。

本人は、大変な出来事が終わったのに、どうしてこんなに体調が悪く、自信がなくなり、おっくうで明るくなれないのか、途方にくれます。落ち込みの理由がないことが、自信を失わせ、荷下ろしの苦痛を大きくするのです。

その先輩は、退職と長男の就職を機に荷下ろしの状態になっていたのですが、その状態で再就職先で仕事を続けていたそうです。本来の彼なら、難なくこなせる仕事量。自衛隊に比べれば楽なはず、これぐらいで自分はへこたれるはずがない。がんばり屋さんの彼は、笑顔を絶やさなかったそうです。

しかし、3倍モードで仕事をするので、3倍の負担。蓄積疲労は改善することなく、とうとう退職後3年目に、うつの波に飲み込まれてしまったのです。このように大きなイベントをきっかけに悪化し、その後数カ月遅れて表面化してくるうつを私は「遅発疲労」と呼んでいます。

定年後2～3年して亡くなる方は、意外と多いのです。だからこそ、疲労への知識はしっかりと理解しておいてほしい。ただ過剰に恐れることはありません。疲労しているだけですから、がくんときたら、「ああ、やってきたな」と思って、しっかりと休みさえすれば良いのです（図の点線）。

できるだけ1段階でいられるよう工夫する

2段階、3段階になると、体も心も、コントロールが大変難しくなります。うつ的性格になり、過剰に疲れやすく、傷つきやすくなるからです。さらにこれからは、ただでさえ老化によって痛みや苦しみが増えていきます。1段階の状態から2段階、3段階に至ると、苦しさのほうが勝って、幸せも感じにくくなります。だから、老年期に向けて始めたいのは、できるだけ1段階でいられるようにする工夫。

そのため気づきにくい蓄積疲労をどうケアしていくかが重要です。ひとつ目のポイントはデータを取ること。うつからのリハビリの際には、「この行動をした結果、このぐらい疲れた」というデータをクライアントにとってもらいます。なぜなら、「ここががんばりどき」とがんばってしまう人は特に、自らの疲労を麻痺させて自覚しにくくしているからです。そして、疲労をため込み、3段階になってから、すとーんと落ちてしまう。

最も自信を失うのは、「自分がなぜこのような状態になったのかわからない、苦しみにどう対処したらよいかわからない」という状態です。だから、落ち込みが来たら「疲れているから」と理解し、「データが取れた」と思って、休んでみる。するとほんとうに回復

するのです。その経験を重ねて自信も回復していきます。

1段階キープのふたつ目のポイントは、**「睡眠」**とのつき合い方。睡眠は最大のエネルギー補給源です。ところが年齢とともに「眠る力」も衰えてきます。2段階になると、ストレスによる不眠が続くようにもなります。そうなったら色々悩んだり、お酒に頼るのではなく、素直に睡眠薬を処方してもらい、たっぷり眠る。そうやって速やかに1段階に戻るほうがシンプルだととらえましょう。

一方で、睡眠にこだわりすぎないことも大切です。歳を取ると必要な睡眠時間は短くなり、個人差も大きくなってくるそうです。8時間は寝るべきという一般的常識にとらわれ過ぎなくてもいいのです。眠れない、と悩む人でも、実は案外睡眠が足りている場合もあるのです。夜9時とか、すごく早く床に就くようになった。それで「朝3時に目が覚めて、それから眠れない」と悩んでいる人が意外に多い。人はどんな時でも最低限必要な睡眠は取ってしまうものなのです。食べないと死にますが、眠らなくて死んだ人はいません。必ず人は必要な睡眠を取るようにできているのです。安心してください。

1段階キープのためには、疲労を蓄積する引き金になる「感情の刺激」を柔らげる「感情ケア」も大切です。それについては4章でしっかりとお話ししましょう。

3章　まとめのひとこと

「今までこれでやってきた」

「これしかなかった」から
「こういうやり方も、ありだね」

を追加していく。

疲労はこまめにケアする。

それがこれからの「価値観ほぐし」。

4章

自己満足するスキルを身につける

——新たな目標と生きがいの見つけ方

50代からは「感情への戦略」も見直しどき

いよいよ最終章になりました。

3章では、これからの人生でいっそう、価値観をほぐすことが大事になってくること、そのために知っておきたい「疲労ケア」についてお伝えしました。

ここからは、価値観をほぐす時に疲労ケアと並んで重要になる「感情ケア」と、今あらためてどんなふうに目標を再設定し、生きがいを見つけていくか、そのヒントをお伝えしていきます。

- 感情の仕組みを知る
- 感情の言い分を聞き、感情に触れるワークで心を軽くする
- 定年に向けて見直したい「目標作り」、「好き」や「生きがい」を見つけるステップ

このような内容で、お話を進めていきましょう。

50代以降の方はどんな感情に悩みやすいのでしょう。おおまかにいうと、私のカウンセリング現場では、「怒り」が最も多く（5割）、次に多いのが「不安」（3割）、「悲しみ」（2割）という順になります。喪失などによる悲しみは、怒りよりもずっと少なく、「自分で解決するべき」と思っている方が意外と多いようです。

確かに怒りはコントロールするのがとても難しい。しかし、不安や悲しみも、とらわれてしまうと、シニアの毎日が暗くなってしまいます。実はどの感情もていねいに扱うということがポイントになります。

感情は「過剰」になるようにできている

3章で次のようにお話ししました。

人は、論理よりも、疲労や感情で動く。

ですから、いくら頭で考えて説得しようとしても、疲労が重なり、感情がその人を圧倒しているときには、論理は太刀打ちできません。

だからこそ、「疲労ケア」と「感情ケア」は心を支える2大ケア、自分にとっておろそかにはできないものだと覚えていただきたいのです。

疲れやすくなり、ライフイベントも重なり始める50代以降は、これまでよりもっと、感情の揺れ幅が大きくなります。「疲労」に加えて「感情」も、こまめにお手入れが必要になってきます。

疲れているときには、心も変化を嫌うので、価値観ほぐしをするのは難しい。

感情に圧倒されているときにも、価値観は、さらに頑《かたく》なになります。ぎゅっとなっている価値観を無理矢理ほぐそうとするより、**価値観を硬くしている元にある「感情」の言い分を聞けば、ニュートラルな状態に戻ります。**感情のメカニズムがわかれば、感情を悪者扱いし、むやみに「叩く」必要がなくなり、心もほぐれてきます。この体験を通じて、価値観が少しずつ変化していくのです。

あらためて、感情とは、なんでしょう。

怒り、悲しみ、不安――。わき上がる感情というものは、何千年も前からさほど変わっていないのではないかと私はとらえています。

すべての生き物は、その種が生き残り、種を存続させていくという命題を抱えています。微生物も植物も魚も、進化の過程で、生き残りに対して有利な機能だけを受け継いできたのです。

そして、感情も、身体機能と同様に、種の生き残りと存続、という命題の中で、必要だからこそ、現代人にも受け継がれてきた、と、私は理解しています。感情は私たちに、「安全」「生存」「生殖」といった生命の目的を果たすために、「行動できる体」や、「行動できる頭（思考、欲求、勇気、気力）」を準備させます。

厳しい環境、危険な状況の中で、なんとか命をつなぐ行動が取れるよう、感情は私たちの体や思考を強烈に乗っ取るのです。

感情そのものは昔から変わっていません。このため、現代になり、命の危険を感じるような場面はほとんどなくなっても、自分の身を守るという目的を果たすために感情はしばしば「過剰反応」をします。たとえば、嫌な上司を「自分を殺すかもしれない猛獣」のように感じ取り、夜、上司はもう目の前にいないのに「反撃しなければ、殺される！」と、眠れなくなる。こういう過剰反応が、当たり前に起こるのです。

次に示すように、感情は、それぞれ「目的」を持っている、と私はとらえています。すべて、自らの命の存続と、種の保存につながっている。本人にとっては迷惑で、早く消えてほしい感情でも、感情はその原始人的目的が果たされるまで騒ぎ続けます。

◎感情とそれぞれの目的

驚き……状況の変化に対応し準備をする。変化は生命のリスクだから、しっかり感じとる

怒り……相手に反撃し、威嚇《いかく》する。自分の優位性を主張する

恐怖……対象から距離を取る。そばにいると命が危ないため

不安……将来の危険を予測し、なんらかの行動を促す

悲しみ……引きこもらせる。エネルギーを失い無防備な状態であるため

恋愛……性行為に向かわせる。種の保存のため

無力感……自分の力では対応できないものから離れ、次の目標のため安全とエネ

（あきらめ）ルギーを確保する。次の課題へ向かわせる

喜び……安全・生命の維持情報を分かち合う。身近な人や集団で生きる確率を高めるため

ねたみ……自分の取り分を確保する。比較をすることは取り分を把握するために必須

感情は体の「症状」を作る

感情のパワーは強く、「思い」だけでなく、実際に体の「反応」を作ります。

憂うつなときに胃がシクシクする、好きな人のことを考えると、頰が赤くなる。こんなふうに、感情は体の反応と密接に結びついています。期待と不安が入り交じるようなときには「ああ、居ても立ってもいられない！」と立ち上がってしまうことがありますね。このように感情は強力に、身体感覚に訴えかけてくるのです。

さまざまな感情が体にどのような変化を与えるのかを調べた興味深い研究があります。フィンランドの研究チームが、７０１人の参加者を対象に、感情的な言葉、物語や映画や人の表情などを見せて感情刺激を与えました。被験者は、それぞれの感情刺激を受けたときに、「体のどの部位の活動が増加、あるいは減少したか」、身体領域図に色づけしました。

その結果、全身が最も活性化したのが「幸福」の状態で、反対に、「憂うつ」なときには、休眠するかのように全身感覚が低下しました。怒りでは頭に血が上って「戦う」「殴る」準備をする（手にも力が入る）反応が観察されました（PNAS January 14; 2014 111 (2)

646-651)。

感情は全身に働きかけ、行動を促そうとする。しかも、それぞれの感情がそれぞれ体の異なる場所に反応を起こす、しかもその反応パターンはどうも万国共通のようです。とても興味深いですね。汗をかく、血の気がひく、といった体に起こる症状は、感情の叫び。そんな体の変化は、感情を知る重要な手がかりになるのです。

感情のプログラムは仮想現実を作る

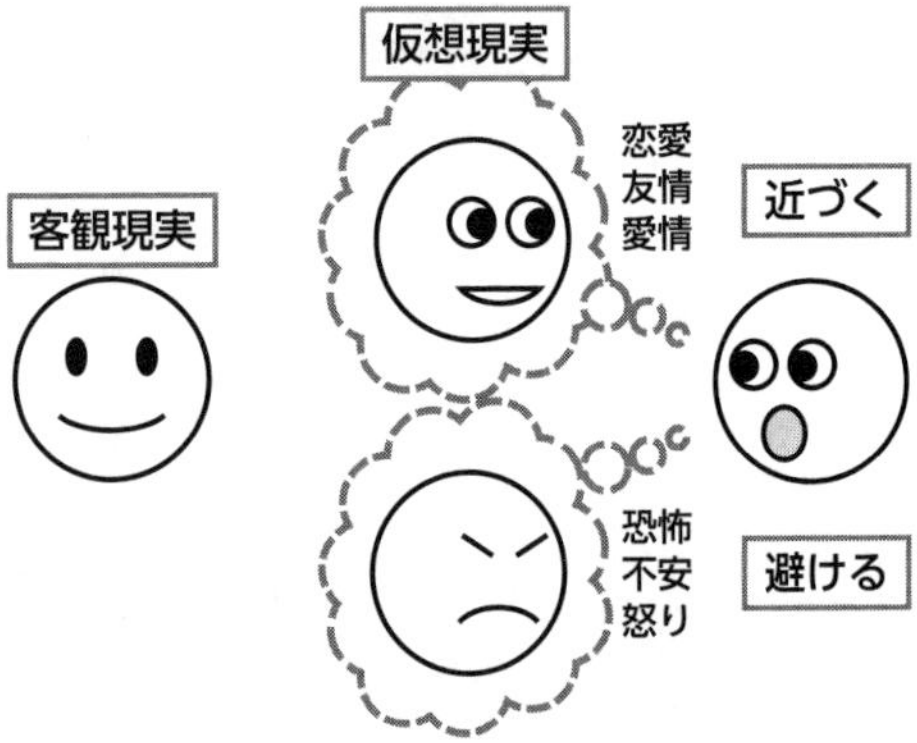

感情の特徴① 感情は仮想現実を作る

感情は理性の判断より自らを優先し、原始人的目的を果たすために、体だけでなく物事のとらえ方（認知）にも影響を与えます。その3つの特徴を、ここから挙げていきます。

1つ目が、「仮想現実を作る」。客観的にはさほど心を動かされるような出来事ではなくても、感情は、その事実を「とてもよいこと」のように見せたり、「恐ろしいもの」にしたりします。これは感情がその人に一刻も早い行動を促したいためで、十分な情報がなくてもとにかくある方向性を持ったイメージとして完成させるという性質があるのです。私たちは常に現実ではなく「仮想現実」を見ているのです。物事をありのままに見るのは難しい、人は自分の見たいようにものを見る、といわれるのは、このためです。

いったん「近づく」につながる好意を感じると、次から中立の刺激も快に感じやすくなります。もちろんその逆も生じます（アバタもえくぼ、坊主憎けりゃ袈裟《けさ》まで憎い）。

感情のプログラムには増幅機能がある

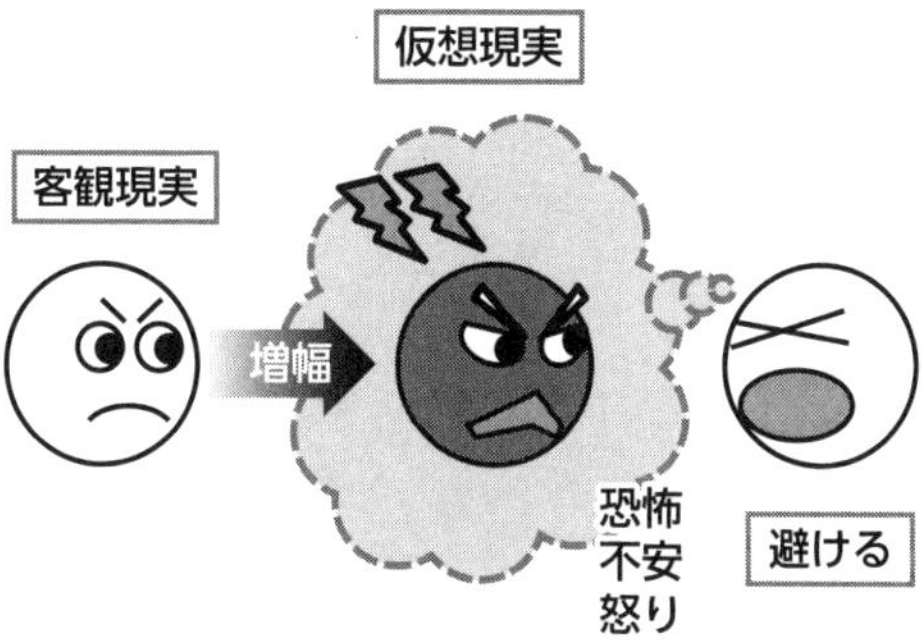

感情の特徴②　感情には増幅機能がある

感情には、増幅機能もあります。相手がちょっとムッとしたように見えた。すると感情は

感情のプログラムには視野限定（集中）機能がある

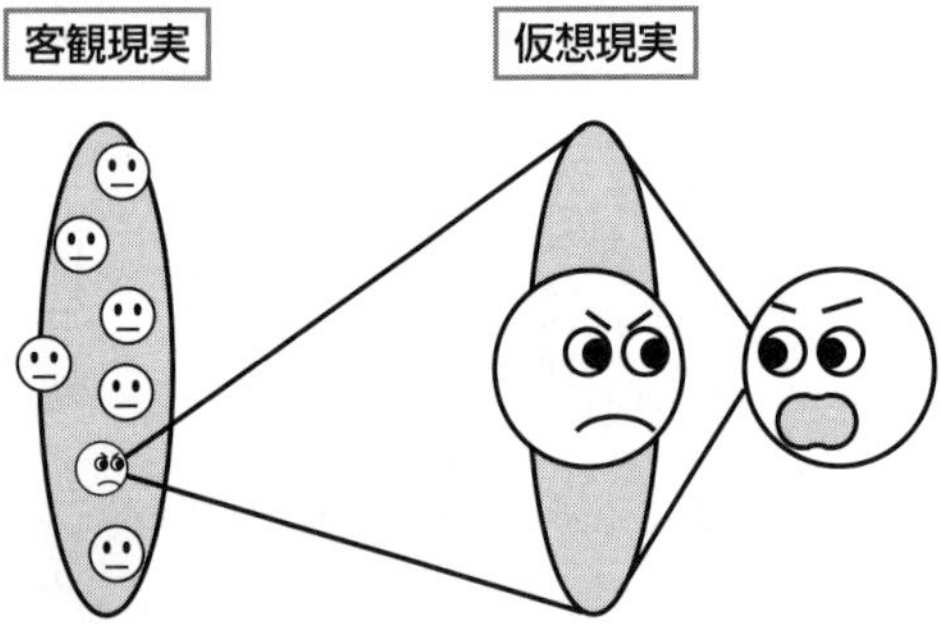

「相手は今にも叫びそうなくらい怒っていた。あなたを攻撃する！」というふうに、事実を増幅します。すると、人は恐怖や不安、怒りをかきたてられ、相手を避けるという行動に出ます。一瞬の行動が生死を分けた原始時代には危険を察知したら少しでも早く行動することが必要だったのです。ただこの増幅作用が現代人には少しやっかいものです。ＳＮＳのように、生身の人間同士のやりとりがされていない場でも、ふとしたコメントが気になって、感情がかきたてられます。

感情の特徴③　感情は視野を狭める

客観的な事実が複数ある場合、感情にはその中で、最もリスキーな要素を瞬間的に拾い出して、それだけをずっと見つめる「クローズアップ機能」があります。何を選ぶかはケースバイケースですが、恐怖や怒りの対象であるときはそれが頭から離れなくなります。恋愛の場合は、相手のことしか考えられない、という状態に。視野が狭まるために、衝動的な行動をするようになってしまいます。これも感情の「行動せよ」という働きによるものです。

このように、感情は体の反応を作り、現実を拡大し、増幅し、視野を狭め、「偏ったイメージ」を作ります。

感情は原始人的に私たちを守ってくれているとはいえ、実際に社会生活をする中では、感情のおもむくままに行動することはできません。ただ、「怖いから逃げたい」という恐怖感情と、「我慢しなくちゃ」という理性との葛藤が長く続くと、私たちの大切なエネルギーがどんどん失われていきます。疲れて、イライラしたり、うつっぽくなることがあります。

そして、疲労の2段階、3段階（140ページ）となると、そのことがずっと頭から離れず被害的シミュレーションを続けてしまい、それでまた疲れるという悪循環に陥ります。

そうなると、実際には何の被害も受けていなくても、思い返しの中で何度も攻撃されたイメージが次第に「記憶」として定着するようにもなります。

このように、**感情は、放っておくと一方向に集中し、煮詰まっていく性質を持っています。**人に話したり、自分の中でおさらいしたりして、かき混ぜて、風通しをよくする必要があるのです。そしてそれは、カウンセリングを受けずとも、自分で行うことができます（「心の会議」171ページで詳述）。

疲れたり、歳をとると「我慢も限界」になりやすい

感情には、先ほど挙げた3つの特徴があり、事実にバイアスをかけるため、人はどうしても感情に振り回され、疲れてしまう。こういった感情の仕組みについては本当は思春期に心が揺れ動くときぐらいから、学ぶべきだと思うのです。「そういうものだ」と知っておくだけで、自分や周囲を理解するものさしになるからです。

大切なことは、本書で繰り返しお伝えしたように、50代以降になると、エネルギーそのものがガクンと減り始めることです。

通常、人は感情になるべく振り回されないように「忘れる」「言い聞かせる」「力ずくで、

考えないようにする」といった対処、つまり、「我慢」をします。

実は、我慢をするというのは、悪くない対処なのです。

感情はとても敏感で、ちょっとした刺激にもピクッと反応します。少しうつっぽくなっていて、対人不安があるときなどは、苦手な人が「ハーッ」とため息をついただけで、「私、何か気に障ることをしたっけ」と気になるものです。しかし、「あえて考えないようにしよう」とその不安を抑え、時間が経てば、相手が機嫌よさそうに話しかけてきたりして、「あれ？　心配することは何もなかったのかも」と思えるようになります。

ところが、「あえて考えないようにする」、つまり「感情にフタをする」にも、エネルギーが必要です。イライラ迷惑老人は「怒りにフタをするエネルギーが低下している」と2章でもお話ししましたが（79ページ）、歳をとってくると、感情にフタをして抑える力が弱ってくるのです。

またつらい体験によりいったん嫌なイメージ（記憶）ができ上がってしまうと、それを忘れることができなくなります。いくら、客観的事実を並べて「大丈夫」と言っても、「でも、不安で不安で……」というお年寄りは、けっこう多い。エネルギー低下と、偏った記憶の定着によるものです。

偏った記憶が定着することが感情を拡大するいっぽう、年齢とともに「覚えておかなくてはならないこと」を忘れてしまい、感情の抑制が難しくなる、という側面もあります。

通常、我慢をするときには「こういう理由だから、怒っちゃいけない」というふうに、感情に対して論理で「言い聞かせ」をします。

ところが、**年齢による記憶力の自然な低下により、次第に、その「言い聞かせ」を忘れてしまうようになってしまいます。感情を抑える理由になっていた論理を、忘れてしまう**のです。すると、「自分はずっと理由もなしに我慢をさせられている！」というふうに、被害者意識が強くなってきます。認知症の方にもこの現象が起こります。「なぜここにいるか」ということを忘れてしまい、不当に扱われている、という感情が強くなった結果、「財布をとられた」とか「いじめられている」といった妄想を抱くようになることがあります。

お年寄りに限らず、ワンオペで子育てをしている人などは、「夫は今、仕事が大変なときだから仕方ない」と当初は言い聞かせていても、疲れて、寝不足になり、エネルギーが減ってくると、その「言い聞かせ」を忘れて、「なんで自分ばっかり！」と怒りがたまってきます。そして、自分が寝込んだときなどに「おれの飯は？」などと言われた記憶を繰り返し思い出し、定着させていく。そんな方にはカウンセリングで、「大変でしたね。でも、そもそもどうしてそういう状況になったんですか？」とていねいに記憶をたどってもらうのです。そのうちに、「そういえば、我慢するにあたる理由があったんだ」と、思い出してもらうことがあります。

いずれにしても歳をとると、どうしても「エネルギー減少」や「記憶力の低下」によって感情を力ずくで抑えることができなくなります。不満が多くなったり、感情の勢いに翻弄されやすくなる。これまでとは違うアプローチが必要になってくるのです。

「心の会議」で感情全員の言い分を聞こう

感情は、論理では説き伏せられないくらいの強いパワーを持っています。そして、人は疲れると、ますます感情に翻弄されるようになる。この章の後半でお伝えする「目標と生きがい探し」の過程でも、人と交わることが増えるぶん、いろいろな感情をかき立てられて疲れることが増えてきます。

疲労をケアする方法については3章でお話ししましたが、ここからは、感情をケアするワーク「心の会議」をご紹介しましょう。

私たちが日常の中で悩まされるのは、「よかったね！　と表面的に言ったあとにくすぶる、相手へのねたみ」とか、「いつもイライラしている上司に対する嫌悪感」といった、地味だけど、じわーっとエネルギーをむしばむ系の感情だったりします。

誰かに話せば「たいしたことないよ！」「そのぐらいのことなら、みんな悩んでるよ」という一言で終わることかもしれない。しかし、それではすまないから、苦しいのです。

励ましてもらえると思った人に「よくある悩みだよね」などと軽く返されると、まるで悩んでいる自分が否定されたように苦しくなります。しかし、自分で感情のケアの仕方を知っていれば、すぐに、使えます。気持ちも落ち着きます。**日常的な〝心の整理・整頓〟として、カウンセリング現場でお教えしているのが、「心の会議」**です。

たとえば、職場で、自分が指導してきた後輩が1人で大きい契約を取り付けてきた。あなたもみんなといっしょに拍手した。けれど、帰り道にがっくりきてしまった……。

「そんなことで落ち込むのはダメ」と心にフタをしようとしてもなぜかずっと引っかかる。すぱっと切り分けられないそんな自分に自己嫌悪。そんなときに、その出来事を「テーマ」にして、「心の会議」を開きます。コーヒーショップに立ち寄ったときや、夜寝る前など、「考えることだけに集中できる環境と時間」を少しだけ確保して、自分に話しかけてみます。私も、カウンセリングではこんなふうにクライアントとお話ししています。

◎心の会議のコツ
・今日あったことをあらいざらい話す
・認めたくない気持ちも全部出して認める
・どんな気持ちも、否定しない。肯定する
・対策や結論を求めない（対策や結論は、心の会議が終わった後で）
・感情に、ありがとうと言う

このコツを念頭に、会議を始めてみましょう。


——どうしたの？

「今日、ちょっと落ち込んだ。まあ、今はもう全然たいしたことないんだけど」

——何があったの？

「後輩がみんなに評価されているのに、素直に喜べなかった」

——喜べなかったんだ。どうして素直に喜べなかったと思う？

「後輩が、自分がどう契約を取り付けたか、うれしそうに話すのを見て、腹が立った」

――どうして腹が立ったの？

「それは自分が教えたやり方じゃないか、と悔しかった」

――自分の指導を活かして成功したことが、悔しかった？

「たぶん、そのときに、○○さんのおかげです、とか、ありがとうございますって一言、言われたかったのかな」

――そうだね。自分が教えてきたのに、その後輩ばかりが褒められて、悔しい思いもあったんだね。


このように気持ちを1つずつ取り出すと、「腹が立った」という表に出ていた感情の後ろに、「褒められたかった」「お礼を言われたかった」という感情があったことに気づきます。

もちろん、スムーズに気持ちが出てこないこともあります。「こんなこと思ってしまう自分は情けない」「大人げない」という気持ちが強いときは、なおさら素直には言葉が出てこないでしょう。そういうときは、ちょっとしたコツがあります。

「くやしかったよね」「ねたましかったよね」といったネガティブな言葉をあえてぽんと、発してみるのです。

すると、「いや、ねたましいわけじゃない……でも、もしかしたら、ねたましいという気持ちもあったかな」「あったなぁ。ねたましいと思ってた。そのあと、その後輩の言動に敏感になってしまっていた」。**自分で、今まで、なかったことにしていた気持ちをていねいに掘り下げる。そして、気持ちすべてに「そうだよね」と答えるのが、大切なポイントです。すべての気持ちを、肯定するのです。**

もちろん、「弱みを見せたくない、理性側の自分」もいます。そうはいってもがんばるしかないよね、と言いたい自分もいるのです。

その気持ちも押し込めずに素直に出しましょう。「何歳も年下の後輩に嫉妬するなんて、こんなの誰にも言えないよ」「でも、ねたましいって、モチベーションにもなるよね。自分だって、やってやる、っていう気持ちは、仕事には必要だし」――そんな気持ちにも、「うん、そうだよね」と答えます。

ごちゃごちゃにものが詰まっている引き出しから、中身を1つずつ取り出す。全部取り出すと、最後に、一番奥に隠れていたものも出てきます。そして、一番奥にあったものこそ、あなた自身に発見してもらうことを待っていた大切な気持ちであることが多いのです。

「褒められたいよね」と言ってみた時、「うん。なんか最近、できるのは当たり前って周囲に思われている気がする。できて当たり前と思われるのが、プレッシャーなんだ。それに、やっぱり褒められたいよ」と、心の奥にある気持ちがひょっこり出てきました。その方はその思いに気がついた時、「そうなんだ」と自分で自分を理解した感じが広がったのです。見栄っ張り、甘えん坊、臆病、そんなあなたにとって見たくない感情を見つけた時、素直に「そうだよね」と言えないこともあるでしょう。**そんな時は、あえてその気持ちに「私を守ろうとしてくれているんだね、ありがとう」と、つぶやきます。**

感情はすべてあなたを守ろうとしているのですから、「ありがとう」と言うことで、ほぐれていきます。ありがとうが言いにくいのなら、「感謝だよなぁ！」もいいですね。おまじないのように聞こえるかもしれませんが、「ありがとう」の効果は実はすごいのです。その言葉を受け止めた感情は、やがて落ち着いていきます。

会議のゴール＝「まぁ、たいしたことないかな」と少し思えれば上出来

通常、会議というのは、なんらかの「対策」や「結論」を求めるものです。出席者が都合を調整してその場に集まっているのですから、ただの世間話だけでは不満が残る。その成果を共有することが「達成感」となります。

しかし、**「心の会議」は、あなたの心の中の会話ですから、結論など求めなくていい。全部の気持ちを出したら、それを「感じる」。まるごと、感じてみます。**

感情は、その存在を主張するために、出来事を拡大し、視野を狭めるというメカニズムがあります。「わかってほしい」と訴えかけている感情に対して「そこにいるのはわかったよ」と認めることで、過剰な訴えかけはおさまってきます。

すべての心の言い分を聞いて、フラットに眺めて、どの感情もあってよかったんだなぁとしみじみ思えたら、

「今度のトラブルも、まあ、たいしたことないかな」と、少しだけ思える。

それが「心の会議」の目指すゴールです。

クライアントさんはよく、「では、私は明日から何をすればいいのでしょうか」と対策を知りたがります。しかし、これはお肌のケアと同じ。乾きがちなお肌を保湿するようなもので、ケアすることそのものが、目的なのです。パソコンでいえば、不要ファイルの削除。最新バージョンの容量が大きいパソコンならば、お掃除もたまにでいいけれど、古く

なり、容量が減っているパソコンは、こまめに不要ファイルの削除をして空きスペースを作る必要があります。ケアをすると、削られていたエネルギーが元に戻る。眠り、朝になればまた元気を回復できる。そんな毎日を繰り返すための、心のお掃除なのです。

「心の会議」で対話をしたように、ノートに気持ちを書き出すのもいい方法です。

感情は、一瞬のうちに恐怖、不安といった特定のイメージを抱かせて、そのイメージから離れられなくします。抽象的にはなかなか言葉が出てこないことがあります。

しかし、書くと、「イメージを言葉にしてノートに書き出す」という過程で、思考スピードがゆっくりになります。ゆっくり自分の思考や気持ちに触れられるので、これまで宙ぶらりんになっていた気持ちにも、自ら気づきやすくなります。

書くことは、カウンセリングと同じで、気持ちに対して客観的になりやすいのです。

「心の会議」をすると、必ず「前進」する

「まあ、たいしたことないかな、と少し思える」。以外にも「焦らなくていいか」「そこまで必死になる問題じゃないか」などと思えれば、心の会議は有効だったと考えてください。

何にも問題は解決していないじゃないか、と思うかもしれませんが、心のプロセスはちゃ

んと進んでいるのです。

心の会議で、すべての感情を認めると、これまではただ力ずくで抑えていた気持ち、たとえばイライラにも、それなりの言い分、主張があることがわかってきます。すると「そうか、だから自分はイライラしていたんだ……」と、自己理解が進みます。つまりコントロール感が戻り、自信が回復するのです。この結果、無視され必死に主張していた感情がおとなしくなってきます。

心の会議をして、「この問題はそれほどたいしたことないかな……」「そこまで必死になる問題じゃないか」と思えるのは、クローズアップ機能、増幅機能が低下したから。「焦らなくてもいいか」は、感情が持つ「すぐに行動」という切迫感が低下したからです。

さらに、感情を抑えるため使っていたエネルギーも節約できます。それだけで少し楽になった実感を持てます。

こうなると、本来の冷静な思考が回り始めます。

心の会議をしていると、時には冷静な思考の復活に合わせて、ひらめきが生まれることもあります。新たな見方ができたり、方法論が見えてきたり、自信がわいたり。

「結局、こうするしかないんだ」という決心がつくこともあります。思考と感情の綱引きをしていたものが、心の会議で感情をケアしたために、感情が緩んだのです。

この経験を積み重ねると、価値観がほぐれてきます。

これまでは気づかないようにしていた、いろんな自分の感情や性格、能力、特性などをすべて認めて、素の自分を丸ごと受け容れるアイディアが徐々に出来上がってきます。

たとえば、弱い気持ちを持った自分に対し、「そういう自分でもいいか」という物語が生まれると、自分自身に対する厳しすぎる評価も緩んで、他人や社会に対しても優しくなれ、さらにそこにたどり着いた自分自身への信頼、つまり自信が底堅いものになっていくのです。


どうでしょう。ずいぶん大きな進歩だと思いませんか。老後への対策と同じ、**感情も、ただフタをしようとするだけでは「何もしないリスク」となります。**

疲労が積み重なって、2段階、3段階に進むと、どうしても感情に圧倒されて同じことばかり考えるようになります。そんなときには**「疲労ケア」**。睡眠を最優先にしてとにかく心身を休めます。元気が戻ってきてから、心の会議という**「感情ケア」**に進みます。大人げない、と抑え込みがちな感情もすべて認めると、自分をコントロールできている感覚、つまり「第2の自信」（99ページ）を強くすることができ、心が揺らぎにくくなります。

年齢とともにつきあっていく「痛み」にも「感情ケア」

今日は腰が痛い、手首も痛い、年齢とともに、体の痛みも増えてきます。

実は**「痛み」にも感情が関わる**のです。

慢性的な痛みがあって、根本的な治療法もない。そういうときに、人は自信を失います。寒ければ体を温め、眠ければ眠る。感覚に対する一対一の原因理解と対処ができていれば、「自分をコントロールできている」と、第1、第2の自信が自分を評価します。ところが、いつまでたっても痛みがおさまらない場合、痛むたびに「おまえはコントロールできていない。対処法もない。ダメ、ダメ、ダメ」とずっと言い続けられるに等しい。第1、第2の自信が低下してしまうのです。

痛みは、「感受性＋感情」で起こります。ちくっとする痛みを感じる感受性に、不安という感情がのっかると、痛みは一気に増幅される。うつのときにも、不安なときにも痛みが強くなります。感覚を鋭敏にして、危険に気づかせようとする仕組みが働いているからです。

そんなとき、どうすればいいのでしょう。

1つの方法として、痛みや苦しみを遠ざけようとすれば（フタをする）するほど、自信を失ってエネルギーを消耗しているのだ、という仕組みを理解する。ムシされた感情が、自信とエネルギーを消耗させるのと同じことが起こっているのです。そして、「痛み、なくなれ、なくなれ」と必死に対策を探し続けるのをやめてみる。いわゆる「あるがまま」です。難しい方は、「この痛みがなかったら、本来自分は何をしたい？」と考えてみて、それを行動に移すのもよいでしょう。痛くても活動している間に、「痛み」に集中していた意識が活動や他者に向いてきます。すると痛み対策で消耗し、不安になっていた感情が落ちつき、活動できることで自信も回復してきます。知らない間に慢性痛もやわらいでいくのです。

もちろん、すべての痛みに効果を示すわけではありませんが、痛みも感情に影響されやすい、ということは覚えていて損はなさそうです。

喪失による感情「悲しみ」との向き合い方

老年期になると増えてくる「喪失」による悲しみ。しかも時代はこれから多死社会に突入します。ペットロスを含めると悲しみの時代といえるかもしれません。

「悲しみ」という感情も、そのメカニズムを知っておくことが大切です。そうでないと、特に忙しい現代は、「なかなか立ち直れない自分」を責める要因になってしまうからです。

悲しみという感情も、体と心を変化させます。

身近な人や友人、ペットの死によるショックによって、エネルギーを失い、生き物として、戦う力も、生きる力もとても低くなっています。ショックを受けてから**1カ月ほどの間は**、涙が出る、眠れない、ふさぎ込むといった**「急性ストレス反応」**という反応が当たり前にあらわれます。**その後、通常1年から3年ほどの期間は、元気が出ない、生きている意味が感じられない、という感情が繰り返し立ち上がります。**

「種の保存」の立場からも、感情がわきます。自責の念です。自分が生きている集団の安全にこの体験を活かすために、「自分にできることはなかったのか、反省しなければいけない」という罪悪感が発生するのです。

すでに十分に深いダメージを受けているのに、感情はその傷を広げるように、「反省せよ」と言ってくる。つらいです。

そんな方に対する、カウンセリングの場で私は、まず、その方のつらい体験をきちんと

お聞きした後、

「あなたに今起こっている反応には、すべて意味がありますよ」

と、お伝えすることにしています。というのも自分に生じている反応を理解できないことが自信低下と不安をもたらしていることが多いからです。

何も感じなくなってしまうのは、急激なエネルギーの消耗を避けるため。

失ったことを信じられないのは、急な方向転換を避けるため。

食べられない、元気が出ない、やる気が起こらないのは、今はじっと引きこもったほうが安全である、と本能が判断しているため。

罪悪感が強くなるのも、次にこんなつらい出来事を起こさないよう、全員が必死で反省するため。

考えてしまう、思い出してしまう、集中力がなくなるのは、死をもたらす危険に対して警戒しているためです。このときには仕事でもいろいろな作業ミスが増えます。イライラしているので、人間関係も壊れやすくなる。このあたりは、周囲の人も知っておくべきことです。

近親者を亡くしたら喪の間は結婚を延期したり、新装開店や起業を見送るのは、心身ともに疲れていて、うまくいかない確率が高くなるので避けておこう、という先人の知恵だったのです。**喪は少なくとも1年は続きます。大きな悲しみの場合、傷が回復するまでは、1年から3年はかかる**のだということを理解しておきましょう。

喪失の後、「忘れたい」「忘れてはいけない」への対処法

喪失の際には、忘れたいけれど、忘れてはいけないという気持ちで、人は葛藤することがあります。

この矛盾に対しても宗教の行事や手続きがヒントを与えてくれます。いつもは日常の生活に意識を向けていても、日に一度は、その方を思い出すようにする。

仏壇に手を合わせる、四十九日には遺品を整理して思い出す、遺品を大切にするということをすると、故人のことを「忘れてはいない」というメッセージを感情に送ることができます。

人に話したり、書く、描く、といったことも、心の内側にある記憶を外側に出して形にする、という意味で、気持ちの整理に有効です。形にすると、自分なりにその人との思い出を「物語」にすることができる。ここでいう「物語」とは、「自分が相手にとってどの

ような存在で、どういう役割を果たすことができたか」という解釈のことをいいます。**物語を紡ぐことができないとき、つまり人生に意味を見いだせないときに、人は迷子になります。**

たとえば、東日本大震災のとき。何年もがんばって貯金して建てた家が、津波で流される。いっぽう、全然がんばっているように見えなかった人の家が残る。その現実はとても理不尽で、虚《むな》しくなります。そんなときは物語を新たに作り直す必要があります。本を読む、映画を観《み》る、いろいろな人の物語の刺激を受けることで、ヒントが浮かぶこともあります。元気が出てきたときに、旅に出るのもいいでしょう。歩いたり、人と出会うという刺激で、新たな物語を見つける人もいます。

苦しまなくてはならない、という「自責感」を手放せないときは、「ごめんなさい」と言葉にしてみましょう。1人で抱え込まずに、その苦しみを、誰かに聞いてもらうこと。そうして日常を重ね、新しい思い出を重ねていくことで、「自分は、幸せを感じてもいいんだ」と思えるようになります。

私がここでお伝えしている「感情はあなたを守っているんですよ」というとらえ方も、物語の1つです。

巷《ちまた》には、前世療法、というものもあります。「あなたは前世でこういう人生を過ごしていて、この世ではこういう使命を持って生まれてきた」と言われると、「そうか、今、自分が感じている苦労は、使命なんだな」と覚悟が決まったりもする。これも物語です。

戦争体験者が、しばらくして戦地を訪れ、その場に平和が訪れているのを知ったときに、自分の中の物語が書き換わることもあります。お別れした大切な人と過ごした場所に、また行こうかなと思えた時点で、復活のプロセスは始まっています。**焦らず、時間がいつか癒やしてくれる、と信じて、そのときに生じるいろいろな気持ちをていねいに扱っていく。「心の会議」は、悲しみの対処にも役立ちます。**

「話を聞く」ときに心がけたいこと

喪失経験が増えていくこれからの道のりで、身近な人が苦しんでいるときに、話を聞いてあげて相手を少しでも楽にすることができたら、と思うことも多いでしょう。

実際に、定年後の世代では「カウンセリングを学びたい。カウンセラーになりたい」という方が多くいらっしゃいます。

お話を聞くときに大切なことは、まず、自らの価値観を緩めること。でないと、「こうすれば解決する」と、答えを示したくなるからです。特に、「自分は苦労したから、その経験を活かしたい」と誰かの相談に乗る人ほど、気持ちが強く入ってしまい、「俺もそうだったんだよ」と自分語りが始まり、対策を押しつける傾向にあります。そして、「話は聞いたものの、相手の思考を変えることができなかった」と悩むのです。強く気持ちが入ると、その勢いで自分のやり方を押しつけようとしてしまいますが、弱っている人はその「強さ」によって、さらに弱ってしまうのです。

価値観が硬い自覚のある人は、「人の心の12の特徴」（114ページ）を何度もおさらいすることが、価値観をほぐす対策となります。

「人は一貫しない」「人の言動、反応にはそれなりの理由がある」といった人の心の基礎データをおさらいした上で、カウンセラーを目指す人には、

「治そうとするな、わかろうとせよ」

とお伝えしています。昔からシニアのカウンセラー向けに伝えられているアドバイスです。

一番大切なのは、相手が今、どう感じ、どう考えているかを知ること。

どういう問題構造で相手が悩んでいるのかを分析するより、「悲しかった」「悔しかっ

た」という思いに焦点を当てて、その気持ちを受け止めることが大切です。感情というデータは、「出来事」が持つデータ量よりもはるかに大きく、影響も大きいのです。

アドバイスをするよりも、その人を知る、その人の気持ちを知るほうが、援助につながります。話を聞きながら、大きく頷《うなず》く。相手の話をこちらで要約し、言い換えてみる。そして、相手がどう反応したかや、その後どう行動するかにはこだわらないこと。そうすれば、あなたにお話をすることで相手は十分に、楽になることができます。

考えてみたら、これって「心の会議」のやり方そのものですよね。

パートナーや部下との会話では「ラブ注入」を

「治そうとしないで、わかろうとする」のは、これまで組織で戦ってきた人にはとても難しいことだったりします。

なぜなら、組織で課題を進めるときには、「気持ちをぐだぐだ言ってもしょうがない、やるときはやるんだ！」というやり方が優先されるからです。集団で課題を遂行するときには、効率的であることが最優先されます。

しかし、その発想は、感情とのつき合い方にはなじまないのです。表面的に見えている

「問題構造」だけで人の悩みを解決できる、というのは勘違い。本人の都合や、モチベーション、疲労、価値観といったもののほうが、感情（悩み）に影響していることが圧倒的に多いのです。

だからこそ、50代以降の今、人の話を聞くスキルを高めておくと、一生モノの対人スキルとして役立ちます。たとえば部下があなたに相談をしてきた場面を想像しましょう。

相手の気持ちを聞くのにもエネルギーを奪われる。だから、部下のしょうもない愚痴を聞くのは「面倒」、確かにそうですよね。自分が疲れていたら、なおさらしんどい。

しかし、**「急がば回れ」**なのです。きちんと悩みを聞いてあげると部下は仕事へ意欲と集中力を向けられるようになりますし、あなたへの信頼も大きくなります。結果あなたの仕事もはかどるようになるでしょう。

目の前の部下が、どう感じ、考えているのかを理解して、絶妙な合いの手を入れるスキルを私は**「ラブ注入」**と呼んでいます（笑）。**「それは大変だったね」「よくがんばってるね」と、相手が理解してほしい部分をキャッチして、言葉をかける**のです。「ラブ注入」をすると、相手のモチベーションは上がり、エネルギーも回復します。ラブ注入をしなければ、相手は、低下したカツカツのエネルギーの中で、最低限のことしかやらなくなります。

「聞いてください。1000個の発注をかけたいのに、直属の上司が200個でいいって言うんです」と別のセクションの人が相談してきたとします。そのとき、客観的には「200個でいいじゃない。追加すればいいんだし」と思うでしょう。しかし、その人が理解してほしいのは「思い」なのです。「強気でいきたい、いけるって思っているんだね。いい仕事してるね」とその気持ちに寄り添う「ラブ注入」で、相手は「よし、上司に理解されなくてもとりあえずがんばろう」と思えるようになります。

パートナーが「ゴミ出しのときに嫌なことがあった」と話してきたとします。パートナーがゴミ当番をするときに、ルール違反のゴミがいつもある、という内容です。もしも、あなたが「ゴミ捨て場に監視カメラをつける、町内会の議題でとりあげる、町内会のリーダーに相談する」といった解決策を提案しようとするなら、それは「問題構造で解決しよう」とする視点です。パートナーは「全然、わかってくれない！」と怒りモードになるかもしれません。

必要なのは問題解決のためのデータ収集ではなく、相手の気持ちをわかるためのデータ収集です。「いつからそのゴミ出ていたの？　どういうゴミだった？　ひどいね。それで、どうしたわけ？」と聞いていく。ひと通り話を聞いて、**「そうか。ゴミ当番するのもほんとうに大変なんだね」「いつもありがとうね」**。これが相手が欲している言葉だったりします。困っているという相手の気持ちを理解し、苦労の程度を理解する「ラブ注入」を、職場や日常でどんどん練習してみてください。

これまでと違うやり方で「目標」作りを始める

エネルギー低下を「疲労ケア」で乗りきり、感情に揺れるときは「感情ケア」を使う。ここまで、定年不安を乗りきっていくための重要な道具を紹介してきました。「疲労すると性格が悪くなる」だとか、「結論が出なくても感情を取り出すだけで落ち着く」といったことは、これまではあまり考えてこなかったことかもしれません。

最後に見つめたい「目標の再設定」も、これまでとはがらっと違うものの見方、やり方を見つけていくプロセスとなります。その中で、隠されていたあなたの気持ちも、掘り起こしていくことになるかもしれません。

定年を迎えたときに、あなたがおそらく直面するのは、「目標を失う」というリスクです。仕事先に行って働く、職場で評価される、お給料をもらう、ということは、日々の

「目標」として機能し、これまでの人生を支えてきました。

人は、生きている限り「目標」を必要とします。いっぽうで、歳を重ねるにつれ、生きる力であるエネルギーは減ってきます。となると、**何もしない、目標の存在しない無為な時間を、「貴重なエネルギーの無駄遣いである」とあなたの本能は認識し、大変苦痛を感じる。**うつの人が、会社を休んで何もしていない状態を苦痛に感じるのと同じです。

「監獄に入れる」というのは、何もできないという苦痛を与える罰です。限りある命の時間を、何もできずに消耗していくのは人間にとってとても苦しい。世界各国で、古くから罰のスタイルが「監獄」だったのには、「目標を失わせる=気力を奪う」という心理メカニズムがあるのでは、と私はとらえています。

1つ、今からイメージしておいていただきたいことがあります。

それは、**年齢を重ねるとともに、ストレス解消方法も少なくなってくる**ということ。

どこそこが痛くてスポーツができなくなる。体を動かす趣味で、仲間に勝つことができなくなる。上達スピードが止まる。仲の良い人が趣味の世界から去って行く。会社の飲み会など、交流の場が減る。

お金を節約しなければならなくなる。気力がなくなってきて、旅行も行きにくくなる。

医者に嗜好品《しこう》を止められる。持病によって食事制限を受ける。歯が悪くなり、食べられなくなる。視力が低下して、活動しにくくなる。

このように、身体機能の変化によって、そして周囲の環境の変化によって、ストレス解消法が減っていきます。すると、時間をもてあますようになります。**働いているときにはあんなに欲しかった「時間」なのに、「まだ昼か。一日は長いな」と思い始める**のです。

あなたの今の日々を支えている「目標」がすっぽりと抜けてしまうこと、ストレス解消方法が減っていくことを自覚しておきましょう。新たな「目標」を作ることが、〝残念シニア〟になるリスクを遠ざけます。

「生き方の目標」は、「そこそこ目標」を目指そう

「目標」というと、あなたはどんなことをイメージするでしょうか。

通常、仕事においては、私たちは以下のような目標に向かって働きます。

- **管理側から与えられる目標で、到達点が設定されている**
- **小さい目標を積み上げて大きな目標に向かう**

●達成することが前提。できない場合は努力不足という評価を受ける

いっぽう、これからあなたが立てなおすのは「生き方の目標」です。そこでは、もはや生産性は問われないし、競合相手に勝つ必要もありません。生き方の目標は、組織の目標とは、性質が異なるのです。新たな価値観で、目標設定をしなければなりません。

これから設定する「生き方の目標」を、3つのポイントにまとめました。

> ◎高い目標ではなく、「そこそこ目標」を目指す
> ◎与えられたものではなく、自分で選ぶ
> ◎行動しながら、どんどん修正していく

組織にいた時は与えられた目標に集中し、それを達成すればよく、会社全体のことまでは気にしなくてよかった。しかし、これからあなたは、いわば個人事業主になるわけです。

そのときには、自分と環境を客観的に考えることが欠かせなくなります。世の中も環境も動く、そこに自分のコンディションも加味しながら、最初に立てた目標にこだわらず、

目標の立て方が根本的に変わっていく

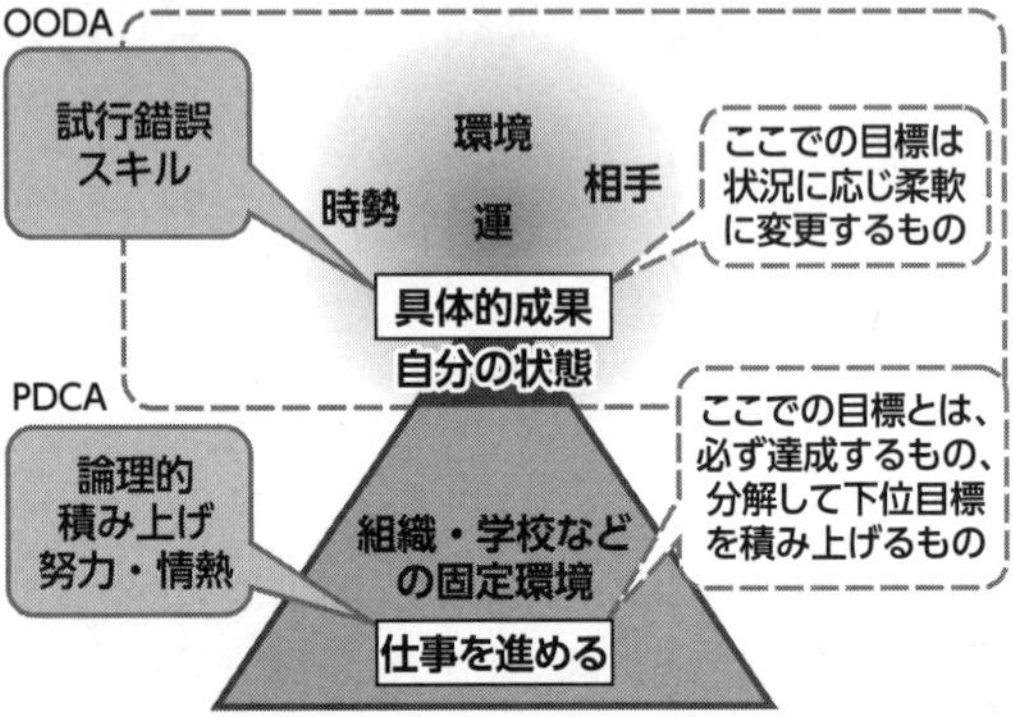

組織の構成員はほぼ固定的に仕事を進めてきた。定年後は組織の長と同じように具体的成果が求められる。くるくると変わる時勢や自らの状況の変化に柔軟に対応しながら目標を決め、変更しながら進んでいくことが必要になる。

柔軟に変更していく必要が出てきます。これまでとは、目標の意味合いや仕組みががらっと変わるのです（図）。

これまでの会社人生での思考法を「PDCA」、これからの思考法を「OODA（ウーダ）」としました。これらは、課題を解決していく際の意思決定手段として用いられる用語です。

「PDCAサイクル」とは、P、D、C、Aの4つを、くるくると回していくやり方です。

最初のステップである「計画」では、目標を設定し、情報収集し、計画を立てます。それを受けて実際にやってみるのが、「実行」です。「評価」では、試してみた解決策の結果を評価します。そして、「改善」で、業務の改善を行います。このサイクルを回していきます。

ＰＤＣＡサイクルは、工場などで、生産性を高めるために作られたもので、決められた工程を守りながらいかに低コストで、高い生産性を発揮するかという課題解決を目的としています。このやり方は、ある程度固定した環境を前提としており、「計画」が大切で、それをきちんと実行できたかに注目していくやり方です。しかし、目の前に何が起こるかどうかわからない、不確定要素の多い定年後の生き方においては実用性が落ちてしまいます。

PDCAサイクル

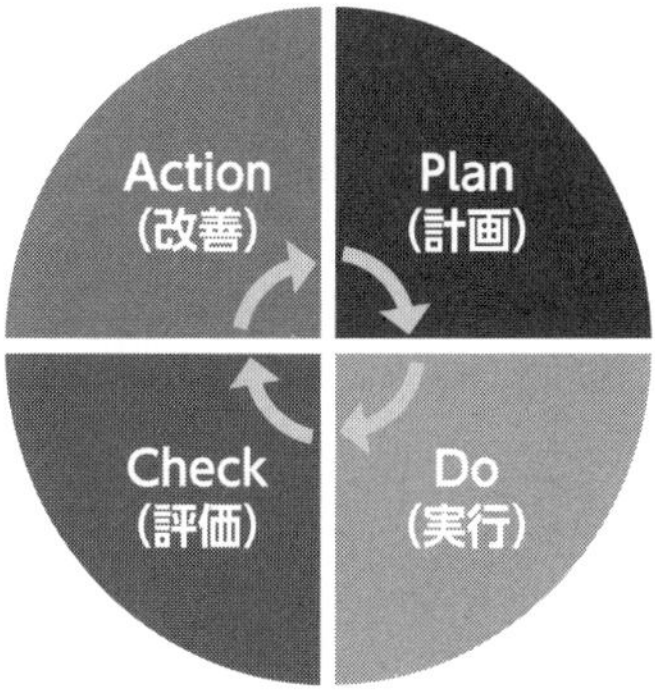

一方、これから役立てていけそうなのが、「ＯＯＤＡ」（次ページ図）です。

「観察」では、自分の状況や環境など、できるだけ客観的に、冷静に情報収集します。変化を見すごしてはいけません。次の「仮説構築」では自身の経験や蓄積してきたものと、

OODAループ

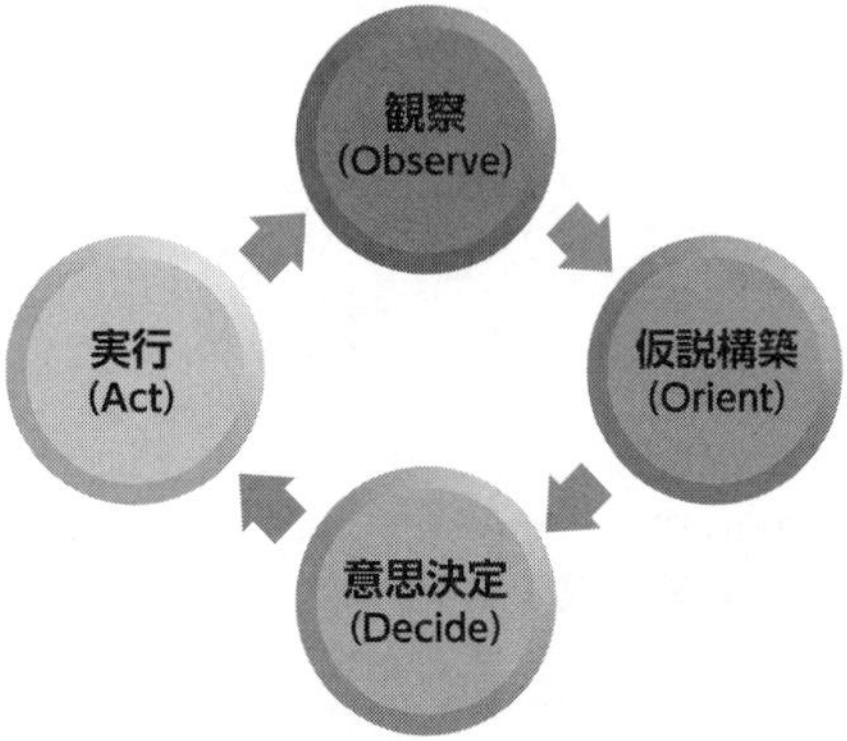

最初の「観察」で集めたデータを統合して分析し、「たぶんこうなるはずだ」という仮説を導きます。続く「意思決定」では、「実行」に向けて、何をするのかを考え、決めます。そこでは、自分の気持ちと向き合う必要があります。どうなりたいのか、それに対してどんな行動があり得るか考え、その中で最も効果的と思われるものを、「意思決定」します。「心の会議」（171ページ）で気持ちを取り出すスキルを高めておくと、このプロセスもスムーズになりますね。そして、「実行」で、行動します。行動の結果に一喜一憂せず、結果という材料をもとにまた「観察」を回していく。

がちがちにこの4ステップに沿って行動せよ、と言っているわけではありません。ポイントは、「変化する現状をよく観察し目標までも柔軟に修正していくこと、特に自分自身の変化をきちんと考察に入れること」です。

たとえば企業では、ある商品を、与えられた売上に向かいどう販売するかを考えれば良かった。一方ランチ営業をする個人事業主は、その日の客層や天気などの条件だけでなく、冷蔵庫にある材料も考えて、「今日はカレーが売れそうだし、材料もなんとかなる……」と、作るメニューを判断します。

老後は大きな環境変化の中で、自分で舵取りしなければなりません。OODAループを使い、「これが良さそうだぞ」「こんなことをやってみよう」「自分にできるかな、合うかな」「あれ、うまくいかなかったな」「では、次はこれだ」――そんなふうに、**「軽やかに始めて、軽やかにやめる」**やり方を、これからは実践していくことになります。

新たな生き方の道筋を見つけるコツ

先ほど挙げた、「生き方の目標」の3つのポイントに戻りましょう。

◎高い目標ではなく、「そこそこ目標」を目指す

そもそも50代以降は、エネルギーが落ちてきます。今、自分はそれをやる必要がある、

という「やりがい」を感じ、「達成できる」と心から思えないかぎり、貴重なエネルギーを燃やしてまでやってみたいと思える目標にはなりません。「他の人がいいと言ったから」というだけではなかなか継続的なモチベーションにはつながりません。

「30歳のときに、定年後はそば屋になりたいと思っていた」という目標設定も、経験値や体力、環境、人間関係が変化した今、必ずしも有効ではありません。

人は自分を発奮させるために、無意識のうちに「高めの目標」を設定しがちです（ダイエットなどでもそうですよね）。しかし、目標を高く設定しすぎると、達成できない自分にイライラしたり、がっかりします。かといって目標がないと、むなしさが増して、不平不満老人になってしまいます。

登山家の三浦雄一郎さんのように、90歳になってもエベレストに登頂したいと夢見る人がいる。そこを目指すのではなく、そういう人の物語を味わい、「すごいなぁ」と元気だけもらって、今の自分に合った、無理のない、達成可能な「そこそこ目標」を設定することがとても大切です。三浦さんと自分を比べて、落ち込んだりしないようにすることです。

◎「役に立つ」以外の楽しみを見つける

これまでは、仕事で与えられた課題を達成すること、すなわち「生産性」で快を得ていたのがあなたの生きがいだったとします。しかし、この先、活動の場はがらりと変わる。同じような生産性が手に入るとは限りません。むしろ、手に入らない確率のほうが高いでしょう。

そういったとき、向き合うのは「自分は何を楽しいと感じるのか」ということ。「生産性がない」「そんなことをしても誰の役にも立たない」という考えは手放し、あらためて自分に向き合い、選ぶことが大切です。

たとえば、定年後にカウンセリングを学ぶとして、スキルが上がらなければ意味がない、という発想は持たなくてよいのです。実は、私自身、カウンセリングを教える時少し前までは「人の支援をするのだから、スキルを上げていただかないとカウンセリングを学ぶ意味がない」と思っていました。そのためトレーニングではどうしても厳しく接していたし、理論学習だけして、スキルトレーニングにやる気のない人を少し軽蔑していたところもありました。しかし、最近は、そうでもないなと思い始めたのです。人には、学ぶ楽しみがある。社会に貢献するわけでなくても、学ぶという楽しみを感じられるのであれば、カウンセリングを学習する意味は十分にあると、思うのです。

楽しみを広げるために大事なコツは、自分で選ぶこと。

「図書館系老人」と呼ばれている人たちがいます。

朝一番に、図書館が開館する前から入り口に並んでいて、朝刊の取り合いで小競り合いをする。決して周囲と交流しない。会社で役職についていたインテリ系で、「自分はこんなに実力、経験値があるのに、それを活かせる場にめぐり合えていない。この図書館も自分にふさわしくない」と、残念に思っている方が多いようです。でも、残念に思うなら、「違ったな」と判断し、さっさと違う何かを探したほうがいいのですが、どうも行動がともないません。

そもそもの間違いは、「経験値を100パーセント活かせる活躍の場、自分を求めてくれる場」を目標に設定していること。目標値が高すぎるのです。最初のポイント「そここそ目標」を設定できていません。

朝一番に各紙に目を通す、という無意識の目標を立てているのも「人より知っている」「自分のほうが上だ」という高すぎるプライドのなせる業です。心の中では「仕方なく、ここに来ている」と思っている。活躍したい、という心の中の叫びと自らの状況のギャップが大きく、「自分は何をやっているんだろう」と内心では思っています。そのまま欲求不満がたまっている状態だと、イライラ、カリカリする「インテリ迷惑老人」になりかねません。

さてOODAで考えてみましょう。まず生産性とプライドにとらわれている自分を素直に観察して受け容れる。そして、自分の経験や知識を必要としてくれる場が少ないという環境も受け容れる。図書館やネットにはこれまで見ていた経済新聞以外にも様々な情報があふれています。図書館で人間観察をしてみてもいいかもしれません。少し先輩の世代がどんな行動をしているか、どんなジャンルに興味を持っているのか、眺めるだけでヒントが浮かぶかもしれません。

柔軟な発想で考えられるようになると次第に自分がやれそうなこと、やってみたいことが見えてきます。その上で冷静にシミュレーションしてみましょう。そうやって「自分で選ぶ」ことが、「やらされてる感」をなくすために大切なことです。

◎行動しながら、どんどん修正していく

次は実行です。PDCAのように十分な計画にこだわる必要はありません。まずやってみる。行動しながら、「これは違うかな」「合ってないかな」と思ったときには、軽やかに

修正することが大切です。「せっかくやると決めたんだから」「石の上にも三年だ」などと思っていると、目標や行動修正のタイミングを逃して、大事な時間が過ぎていってしまいます。若い頃と違い、時間には限りがある、ということを本能はよく知っています。ほんとうはやりたくないのに「始めたことはやりとげる」なんてこだわって我慢しているとストレスも拡大していきます。

昔の価値観やスタイルにはとらわれないこと。やめどきも、自分で決めること。とは言っても、あまりに早すぎる撤退は自分らしくない。そんな時は、「自分は何を大切にしたいか」と向き合ってみます。

「自分分析」で、大切にしたいものを掘り起こそう

「自分は何を大切にしたいか」

この問いは、あまりにも漠然としすぎて、つかみにくいかもしれません。

そこで、3つのカテゴリーであなた自身を分析してみましょう。

〈仕事系で分析〉

・自分は、仕事において何を大切にしているか　何を喜びにしてきたか
・自分の強み、弱みは何か
・自分の制限は何か（家族の状況、暮らす地域、健康など）

仕事系の「好き」が強く、「やっぱり自分は仕事系でしか快感を感じられない！」という結論に至る人もいます。その結論は実は正しくて、50年も人生経験を蓄積してくると、「変えられるもの」「変えられないもの」があります。「変えられない」ことがわかったら、そのパターンの中で、達成可能なものを模索します。たとえば、メディアで働いてきた人で、「伝えたい」という思いが強い人は、地域新聞でボランティア活動をしたり、町内会での広報活動をしたり、というふうに、「延長線上にあるジャンル」で活動をする、という手もあります。ブログを開設するのだって立派な「発信」です。

「人から尊敬されるのが好きだ」という人は、自分の得意なジャンルを教えるという立場の職を探すとよいかもしれません。自分の経験談や自慢話ができるメンバーにごちそうする独演会を定期的に開催する手もあります。

とはいえ、いずれにしても「仕事系でやっていく」だけでは体力にも能力にも経済的にも限界があり、頭打ちの時期が来ます。介護など家族の状況がそれを許さないこともあります。その状況を踏まえた上で、ゆくゆくは、他の「楽しみ系」にシフトしていく、という心構えも必要です。

〈楽しみ系で分析〉

- **自分は、何をしたら喜ぶか、幸せか**
- **自分は、何をしているときにワクワクするか**
- **どんなときに落ち着けるか、安心できるか**

組織で、社会で、がんばることを最優先してきたあなたは、「できること」「やらなければならないこと」「したいこと」があったとしたら、「したいこと」は後回しになってきた、ということが多いはずです。

そこで改めて、**自分にとって何が「快」なのかを見つめてみます。**「快」を制約し、我慢してきた人は、何が好きかもわからないかもしれません。そういうときは、**思い付いたものをどんどん〝味見〟してみます。**

楽しみ系を探るとき、「そこに生産性はあるのか」は考える必要なし。「理由はないけど、楽しい！」と思えるものを、並べてみましょう。

食べることが好きなら、料理を極めてみるのもいい。こたつで居眠りをするときに幸せを感じられるなら、「老後はこたつでほっこりだ！」というのも、ありです。

〈物語系で分析〉

- **自分に与えられた使命、役割は何か**
- **これまでの人生経験を振り返る**
- **苦しかった経験を経て何をつかんだか**

20歳の時の自分探しと50歳の自分探しの一番の違いは、「これまでの人生」の存在です。50歳のこれからを考えるとき、これまでの経験を無視することはできません。これまでの人生はあなたそのもの。「これから」は、どうしても「これまで」の影響を受けます。かと言って「これまで」にしばられる必要もありません。重要なのは「これまで」を今、どう解釈するかです。

あなたの人生を棚卸《たなおろ》ししてみましょう。

大きなミスをした、左遷された、傷つけられた、嘘をついてしまった――。50歳以上になると、「思い出したくない出来事」も、あらためて振り返ったり、違う目で見られるようになってきます。「あの苦しい体験があったからこそ、今の自分の良さが育まれた」というふうに、記憶を書き換えることもできるようになってきます。そこから、自分のやりがいや、強みを見いだせることも。これまでの経験こそ、あなたのスペックになっているのです。

人生を長い物語として振り返る中で、あなたのそばにあるご縁や、環境を見直すこともできます。仕事ばかりだと思っていたけれど、仕事場とは違うところで、きちんと積み重ねられてきたものもあったことに気づくかもしれません。

自分が好きだった物語、映画、好きな人（ロールモデル）を思い出し、そのどこが好きなのかを考えてみるのも、ヒントとなります。

あなた自身をどっしりと支える「物語」を作ることができると、「あの人はいいな」「あの人は充実している」というふうに**誰かと自分を比較する「比較地獄」からも解放されます。自分の持ち場、役割を見つけた人は、とても強い**のです。

このように、3つのカテゴリーで自分分析をしながら「好きなこと探し」をしてみましょう。エネルギーもあり、成長意欲もある50代のうちから始めるのがベストです。

なお、好きなこと探しをするときは、

「味見してみないとわからない」

が、合い言葉。いろいろな視点で身の回りを眺めて、味見してみましょう。

味見して、「ん？ 好みじゃなかった」と思えば、次に行く。

どれが今の自分に合っているのか、どれがダメなのか、どんなふうに触れると楽しいのかを吟味する。そのプロセスそのものが日常の刺激を増やし、活動のモチベーションを高めることにつながっていきます。

「狭める思考」と「広げる思考」を交互に取り入れる

味見をして、最短でおいしいものにありつきたい、と思うと、つい「ジャンル」を限定しがちです。自分はおそらくこれに向いている、と「狭める思考」になりがちです。

たとえば「図書館系老人」は、ゲームセンターで遊んでいるお年寄りを「生産性ゼロ。

ああはなりたくない」と思っているかもしれません。そう思うことで、ゲームセンターで遊ぶ楽しみへの道を自ら閉ざしているのです。

そうではなく、「ゲーセン、楽しそうだな」と思ってみる。「広げる思考」を取り入れると、もっと周りが目に入り始めます。卓球やボウリング、カラオケなどいろいろ楽しめる場もあります。あるいは友人を呼んで、懐かしいボードゲームをすると、意外にその深さに感心するかもしれません。もちろん、「めちゃめちゃ楽しい！」とは思えないかもしれませんが、「まあまあ、楽しいな」で満足できるのが「そこそこ目標」です。

いったん、制限を外して世の中を見てみると、可能性を広げる種は、足もとにたくさん転がっているのです。

「広げる思考」で、定年後に取り組んでみたかった壮大な夢を思い描く人もいます。長年、世界のワイナリーを巡りたい、と思っていた。しかし、現実は、介護もあり、長期間海外に行くのは難しい。「狭める思考」で、国内のワイナリーだって面白いぞ、と「そこそこ目標」にサイズを落とす。それも十分な前進です。「考えて、自分で選んだ」目標だからです。「やらされてる感」を手放せないと、「本当はこれをやりたかったのに」という思いをいつまでもグズグズと引きずってしまいます。

「オタク」になることは快感開発の近道！

「オタク」といわれる人たちは、情報を集めることに長《た》けている。どんどん自分の楽しみを広げるそのスキルを真似《まね》してみましょう。

たとえば、絵画鑑賞1つとっても、「ああ、有名なあの画家の、有名な絵か」とぼーっと眺めるよりも、その背景を知ることで、何倍も味わいが深まります。

その絵画が描かれた時代はどういう時代だったか。なぜその画家はそのテーマばかり描いていたのか。画家の生い立ち、人生。そういった情報を得るだけでも、絵の見方が変わり、次の興味へとつながっていきます。自らの人生に照らし合わせる楽しみもあります。

プリンをいただいたら、そのお店のウェブサイトを見てみる。「バニラビーンズを使っていて、卵はこの農場で作られたもの」という情報を見ると、もっとおいしく感じられます。「この卵が使われている他のスイーツも食べてみたい」という興味にもつながります。

情報を得ると、「なるほど、おいしい」というふうに、おいしさの感度が高まるのです。

出張の多い人は、これまで、ただ目的地への行き帰りしかしていなかったかもしれません。しかし、そこにしかないお店でご当地グルメを食べてみる。半日、余裕を持ってでか

《陽の趣味》

山登り　レベルに合った山をいくつ制覇できるか？
ご当地うまいもの巡り、ブログ開設
狂言の舞台、鵜飼いを体験に行く
スーパー銭湯、温泉めぐり
神社めぐり
楽器演奏に挑戦
お遍路巡り　人と知り合い助け合う
ボランティア活動　子ども食堂の手伝い
アニメや映画の聖地巡礼
ゲームセンターで遊ぶ

と思うものを味見してみましょう。今からリハーサルをするイメージで、いろいろな趣味に手を出し、育てていくと、定年後にはその土壌が整えられ、スムーズに、日々の楽しみにしていけるでしょう。

けて由緒ある神社にお詣《まい》りしてみる。幸い、ネットでは、親切な人がいろいろな情報をシェアしてくれています。

50代以降は、生産性だけに突っ走らずに、「ちょっと寄り道」を楽しみましょう。

人生を楽しんでいる人は、誰に頼まれなくても、こういった楽しみを自分で作っているものです。

上に、これからの人生で「味見」してみたい楽しみの一例をリストにしてみました。

リストを眺めながら、あなた

《陰の趣味》

写真を撮る
ワインを学び、歴史を学ぶ　近場のワイナリー探訪
好きな映画監督の映画のシリーズを全制覇
美術館、博物館巡り
果実酒や梅干しなど保存食作り
囲碁　将棋　麻雀
読書をして書評を投稿する
小説を書いてみる
習字で精神統一　集中の後の爽快感を感じる
俳句や短歌の投稿をする
カウンセリングを学ぶ
ダジャレを考えてＳＮＳ投稿
YouTuberになってみる

活動的に動くことができる75歳までの「陽の時期」、活動レベルが落ちていく75歳以降の「陰の時期」に分けて、挑戦してみたい趣味のメニューを並べてみました。よりどりみどりのメニューから「いいかも」自身の「好き」を掘り起こしてみてください。

「大人の心」で、味見の結果も「緩く」受け止めよう

休みの日に、好きだったことに取り組み始めたり、新たな楽しみを見つける中で、気をつけたいのは「子どもの心」（130ページ）が強くなりすぎないようにすることです。

これからは「そこそこ目標」を掲げていこう、とお話ししましたが、子どもの心が強いと、どうしても自分に対する評価が

大人の心の強さ　子どもの心の強さ

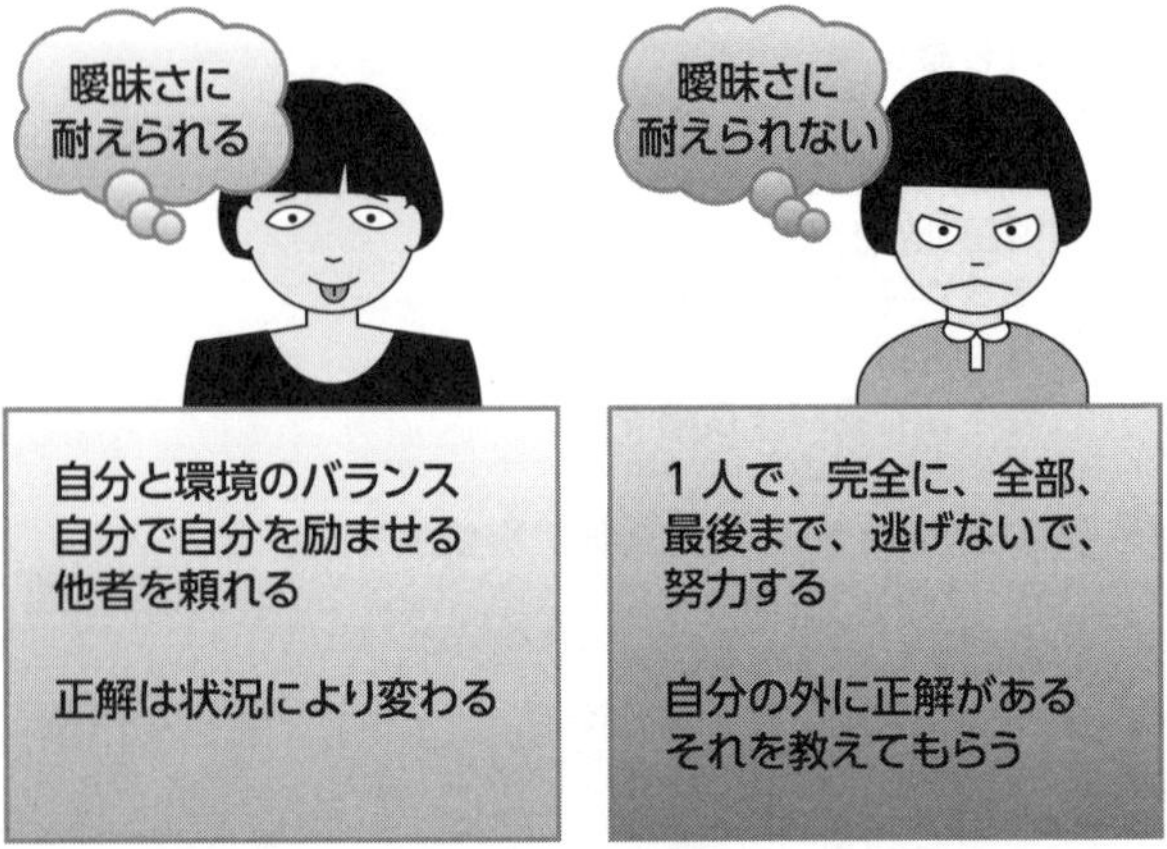

厳しくなりがちです。

再就職先で、自分の正しいやり方を貫こうとして孤立してしまう元自衛官の話はすでにしました（26ページ）。趣味の世界でも、「基礎から積み上げていくことが大事だ」とか、「どうせやるなら一番難しいことを達成したい」と思っていると、あなた自身も楽しめなくなるし、周囲の人だってどんよりしてしまいます。大切なのは、バランスです。

「子どもの心が強いがんこ老人」は、目標が高すぎ、自己評価が追いつかないために、いつまでも自分に満足ができません。そうなる前に、50代が練習どきです。現役のうちであれば、大人の心と子どもの心のバランス感覚の練習を、日常の中で実践できます。

自分の仕事だけでなく、他の人がしている仕事にも興味をもって、手伝ってみると、違うものの見方、仕事の仕方を知ることができます。

「今回のプロジェクトは、全員がずっと笑顔でいられることを目標にしてみよう」とか、「部下のAさんが何か1つ成長することを目標にしてみよう」というふうに、これまで重視してきたパフォーマンスや生産性とは違う角度から課題を見つめてみるのもいいでしょう。そこで、「そこそこ目標」が達成できたら、「できた！」と自分に自信をつけます。

この「そこそこ目標」を職場の身近な人に話してみるのもいいでしょう。会話をすることで、1人で考えているよりも風通しがよくなり、新たな発想が生まれたり、結果を喜びあうこともできます。

「物事の習得には1万時間が必要」という話をすでにしました（125ページ）。職場で、日常で、繰り返し練習することで、「そこそこ目標作り」がどんどん上手になっていきます。

価値観をほぐしたり、小さくても新たな経験を重ねていけば、「そこそこな自分に自己満足するスキル」も、高めていくことができます。

「サイコーの評価法」を日々の習慣にしよう

「そこそこ目標」を設定し、それを「大人の心」で評価する「サイコーの評価法」も、大人の心を育てるためにぜひ習慣にしてほしいワークです。

これは、目標に向かってやったことを振り返って、

1　その出来事の中で、良かったところを3つ探す
2　悪かったところを1つ探す
3　悪かったところに関して、今後の改善策を1つ考える

というもの。「良いことを3つ」、「悪いことを1つ」、悪かったことに対する「今後の対策を1つ」、3（サン）、1（イチ）、今後（コンゴ）の頭文字をつなげて「サイコーの評価法」と名付けました。

今日は最悪だった、良かったことなんて何もない、というときも、くだらないことでいいので、何か3つ、挙げてみます。「電車がいつもどおり動いた」「いつも混んでいるコー

サイコーの評価法

良かったところ3つ
(部分成果、プロセス成果、副次効果で考えると出てきやすい)

- ＿＿＿＿＿＿＿＿
- ＿＿＿＿＿＿＿＿
- ＿＿＿＿＿＿＿＿

悪かったところ1つ

- ＿＿＿＿＿＿＿＿

今後の改善策1つ

- ＿＿＿＿＿＿＿＿

1日に1度は評価(振り返り)の練習をする

ヒーショップの窓際のいい席に座れた」「寒いけど、上着がある」など、いろんな「良いこと」があることに気づきます。

悪いこと＝「メールアドレスを打ち間違え、大切な案件が伝わってなかった」に落ち込んでも、すぐに、今後の対処「次は、3回確認しよう」「老眼がひどくなっているからメガネを替えなくちゃ」などと対策を考えれば、「自分はトラブルに対しても対処できている」という自信につながります。

このワークは、この文章を読んで「へぇ」と思っても、1回だけ行っても、ご利益はありません。とにかく、繰り返すこと、歯磨きのように習慣にすること。

それまでは、「今日もうまくいかなかったな」と肩を落として眠りについていた人も、一日の最後に手帳に書いたり、寝転んで目をつぶりながら行うことで、人生そのものの色合いが明るくなってきます。老後に向けて、あと何十年あるでしょう。日々、これを繰り返したら自分の心や世界が明るくなってくるなら、素敵だと思いませんか。

これからは「勝ち目のある戦場」を探す

スポーツが趣味の人は、今後、**「上達する」ことよりも、長く楽しむことを目的に変えると、挫折しにくくなります。**目標の立て方と評価の仕方は、そのやり方によって、自信を強めることにも、自信を失うことにもつながります。

たとえばマラソンの場合。「完走するのが前提。タイムはもっと上げていく」という若い頃の目標を変えないと、「できなかった」という評価によって、つらくなります。そこで、タイムよりも、完走することを目標にする。完走できなくても、現地のおいしいものを食べて温泉に入ればよしとする。勝つマラソンより、楽しむマラソンへ——こんなふうに、体力や気力と相談しながら、目標を変えていきます。その都度、「できた」と自分を評価するのです。

このように、自分サイズの目標をクリアすることで自信を削らず維持していくことを私は**「勝ち目のある戦場探し」**と呼んでいます。

これまでは、あなたの持ち場も、戦場も決められていました。

しかし、これからの戦場は向こうからはやってきません。「OODAループ」を回しながらいろいろ味見して、まずかったらぺっと吐き出し、失敗上等、の試行錯誤を繰り返していくのです。

ただし、大前提として、あなたの得意な戦場で戦わない限り、勝ち目は薄いし、自信もエネルギーも減ってしまいます。

自分が勝てる戦場はどこだろう。大勢の生徒がいるカルチャーセンターより、少人数のサークルのほうが、成長したポイントを褒めてもらいやすいかもしれません。誰もが興味を抱くジャンルより、ニッチな趣味のほうが「うまいね」「よく知っているね」と言われやすく、自己満足度も高めやすいかもしれない。

これからのシニア層に「ニッチ」なのは、「インスタグラムおばあちゃん」がヒントになるかもしれません。何が受けるかわからない時代です。ただ全力で遊び回っている動画を流すユーチューバーが人気になるのです。若者世代に「どんな動画見てるの？」とか、

「好きなインスタグラマーは」と聞いてみると、トレンドを知ることができます。実際、そんな世間話をしているほうが、定年後の生き方のセミナーを受講するよりも面白く有益な情報が得られたりします。

ゲーム好きな人は、誰かが自分の好きなゲームを延々とやっている画面を見るのが好きだそうです。「自分でやるのが楽しいんじゃないの？」と思うのは古い価値観なのかもしれません。たとえば、「全力でキャベツの千切りをする動画」を流したらものすごいアクセス数を稼げるかもしれない。実家の押し入れにあった昔の漫画雑誌の付録がメルカリで高く売れるかもしれない。くだらなくても、そんなことをあれこれ考えるだけでも、面白いですよね。

エベレストのような頂点を極めるよりも、自分が大将になれるほどほどの「小山」を目指すのも、大人の心です。大将になるまでに10年かかるものでなく、1～2年で上達を実感できるものだと、自己満足しやすい。

こうやって「勝ち目のある戦場」を探して、確実に勝ちを積み上げていく。無理をしなくても充実感を高めていく極意はそこにあります。

「7〜3バランス」で、ほどよい諦観を身につける

50代は、人生の後半戦といえども、まだまだ若い。

「成長したい、がんばりたい、認められたい」という気持ちもまだ持っています。いっぽうで「疲れた、自分らしくていい、負けてもいい、あきらめていい、がんばらなくてもいい」と思うことで安らぐ自分もいる。

この2種類の狭間で、うまくバランスをとって「落としどころ」を作るために、使ってほしいのが「7〜3バランス」という考え方です。

「成長したい」が10としたら、「あきらめていい」が「0」とする。どちらを目指すのも、苦しいですね。10を目指すと、「実際は成長できない自分」がいて、0を目指すと、まだがんばりたい自分がいるからです。このように、極端を目指すと、それができない自分をどうしても「ダメ出し」してしまいます。

そこで、**7〜3ぐらいの中間案を選択する**のです。10も0もどちらも大切な感情（欲求）なのです。大人ならほどよいバランスを見つけなければなりません。自分のこだわりとの妥協の練習といえるかもしれません。

葛藤の落としどころを探る7〜3バランス

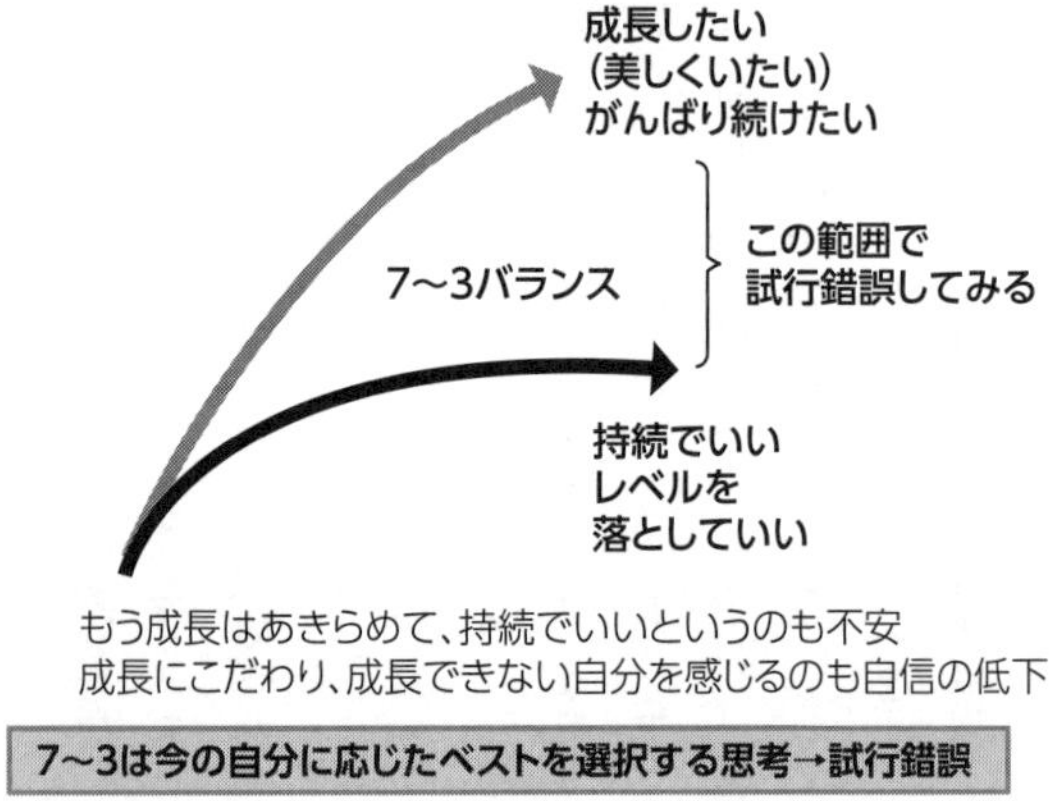
成長したい
(美しくいたい)
がんばり続けたい
この範囲で
試行錯誤してみる
7〜3バランス
持続でいい
レベルを
落としていい
もう成長はあきらめて、持続でいいというのも不安
成長にこだわり、成長できない自分を感じるのも自信の低下
7〜3は今の自分に応じたベストを選択する思考→試行錯誤

課題ごとに、できること、できないことは異なってきます。「記憶力が低下するのはしょうがない、受け容れる。でも、若く見られたい」。こんなふうに、受け容れるもの、もう少しあがきたいものを、心の中で整理していくのが、「7〜3バランス」です。

7〜3の中で、「自分なりには、今はこれがベストだな」という落としどころを、「自分で選ぶ」ことで、被害者意識を感じずに、できないことを上手にあきらめていくことができるようになる。すると、予想通りに行動してくれない他者や、世の中の「思い通りにならないこと」も、フラットに眺めることができるようになります。だってみんな葛藤し、もがき、妥協しているのです。自分も周囲も完全じゃないけど愛しい存在なのです。「幸せシニア」って、そんな人物像なのかもしれませんね。

本書では、年齢を重ねるとともに気力も体力も衰え、活躍の場も狭まっていく、人間関係も変わっていくというありのままの現実をお示ししました。その上で、心の持ち方、価値観は何歳になってもほぐしていける、高めていけるとお伝えしました。

歳をとるというのは、不幸なことなのでしょうか。

決してそんなことはないと思います。

羨望や嫉妬などの苦しい自意識をゆるめ、自分の心が欲する本当に好きなものがわかってくる。物事を俯《ふ》瞰《かん》して見ることができるようになってくる。生活の中に、散歩道の中に、小さな喜びを発見し、感謝するようになる。

人間のどうしようもなさも、受け容れることができるようになってくる。音楽や文学を深く味わえるようになる。

それによって貯金の残高は増えていきませんが、幸せを感じる感度は、確実に高まっていくものだと思います。

ぜひ、**「幸せシニア」**への道を一緒に歩んでいきましょう。

4章　まとめのひとこと

感情をうまくなだめ、
日々こまめに「心のお掃除」をする。
これからの「目標」を決めることで
好きなものが軽やかにつながっていく。

下園壮太 しもぞの・そうた
心理カウンセラー。メンタルレスキュー協会理事長。1959年、鹿児島県生まれ。防衛大学校卒業後、陸上自衛隊入隊。陸上自衛隊初の心理教官として多くのカウンセリングを経験。その後、自衛隊の衛生隊員などにメンタルヘルス、コンバットストレス(惨事ストレス)対策を教育。「自殺・事故のアフターケアチーム」のメンバーとして約300件以上の自殺や事故に関わる。2015年8月定年退官。現在はメンタルレスキュー協会でクライシスカウンセリングを広めつつ講演などを実施。『心の疲れをとる技術』『人間関係の疲れをとる技術』(共に朝日新書)、『自信がある人に変わるたった1つの方法』(朝日新聞出版)など著書多数。

朝日新書
756

自衛隊メンタル教官が教える
50代《だい》から心《こころ》を整《ととの》える技術《ぎじゅつ》

2020年3月30日第1刷発行

著　者　下園壮太

発行者　三宮博信
カバーデザイン　アンスガー・フォルマー　田嶋佳子
印刷所　凸版印刷株式会社
発行所　朝日新聞出版
〒104-8011　東京都中央区築地5-3-2
電話　03-5541-8832（編集）
03-5540-7793（販売）

Published in Japan by Asahi Shimbun Publications Inc.
ISBN 978-4-02-295061-1
定価はカバーに表示してあります。
落丁・乱丁の場合は弊社業務部(電話03-5540-7800)へご連絡ください。
送料弊社負担にてお取り替えいたします。

朝日新書

新版 知らないと損する 池上彰のお金の学校

池上 彰

銀行、保険、投資、税金……生きていく上で欠かせないお金のしくみについて丁寧に解説。給料の決められ方、格安のからくり、ギャンブルの経済効果など納得の解説ばかり。仮想通貨や消費増税、キャッシュレスなど最新トピックに対応。お金の新常識がすべてわかる。

水道が危ない

菅沼栄一郎
菊池明敏

「日本の安全と水道は問題なし」は幻想だ。地球二回り半分の老朽水道管と水余り、積み重なる赤字で日本の水道事業は危機的状況。全国をつぶさにルポし、国民が知らない実態を暴露し、処方箋を探る。これ一冊で、地域水道の問題が丸わかり。

大江戸の飯と酒と女

安藤優一郎

泰平の世を謳歌する江戸は、飲食文化が花盛り！田舎者の武士や、急増した町人たちが大いに楽しんだ。武士の食べ歩き、大食い・大酒飲み大会の様子、ブランド酒、居酒屋の誕生、出会い茶屋での男女の密会——。日記や記録などで、100万都市の秘密を明らかにする。

朝日新書

寂聴　九十七歳の遺言

瀬戸内寂聴

「死についても楽しく考えた方がいい」。私たちはひとり生まれ、ひとり死ぬ。常に変わりゆく。かけがえのないあなたへ贈る寂聴先生からの「遺言」――私たちは人生の最後にどう救われるか。生きる幸せ、死ぬ喜び。魂のメッセージ。

知っておくと役立つ　街の変な日本語

飯間浩明

朝日新聞「be」大人気連載が待望の新書化。国語辞典の名物編纂者が、街を歩いて見つけた「まだ辞書にない」新語、絶妙な言い回しを収集。「昼飲み」の起源、「肉汁」は「にくじる」か「にくじゅう」か、などなど、日本語の表現力と奥行きを堪能する一冊。

中国共産党と人民解放軍

山崎雅弘

「反中国ナショナリズム」に惑わされず、人民解放軍の「真の力〈パワー〉」の強さと限界に迫る！　国共内戦、朝鮮戦争、文化大革命、中越紛争、尖閣諸島・南沙諸島の国境問題、米中軍事対立、そして香港問題……。軍事と紛争の側面から、〈中国〉という国の本質を読み解く。

朝日新書

安倍晋三と社会主義
アベノミクスは日本に何をもたらしたか

鯨岡 仁

異次元の金融緩和、賃上げ要請、コンビニの二四時間営業まで、民間に介入する安倍政権の経済政策は「社会主義」的だ。その経済思想を、満州国の計画経済を主導し、社会主義者と親交があった岸信介からの歴史文脈で読み解き、安倍以後の日本経済の未来を予測する。

資産寿命
人生100年時代の「お金の長寿術」

大江英樹

年金不安に負けない、資産を〝長生き〟させる方法を伝授。老後のお金は、まずは現状診断・収支把握・寿命予測をおこない、その上で、自分に合った延命法を実践することが大切。証券マンとして40年近く勤めた著者が、豊富な実例を交えて解説する。

かんぽ崩壊

朝日新聞経済部

朝日新聞で話題沸騰！「かんぽ生命 不適切販売」の一連の報道を書籍化。高齢客をゆるキャラ呼ばわり、偽造、恫喝……驚愕の販売手法はなぜ蔓延したのか。過剰なノルマ、自爆営業に押しつぶされる郵便局員の実態に迫り、崩壊寸前の「郵政」の今に切り込む。

ゆかいな珍名踏切

今尾恵介

踏切には名前がある。それも実に適当に名づけられている。「畑道踏切」と安易なヤツもあれば「勝負踏切」「天皇様踏切」「パーマ踏切」「爆発踏切」などの謎めいたモノも。踏切の名称に惹かれて何十年の、「踏切名称マニア」が現地を訪れ、その由来を解き明かす。

一行でわかる名著

齋藤 孝

一行「でも」わかるのではない。一行「だから」わかる。『百年の孤独』『悲しき熱帯』『カラマーゾフの兄弟』『老子』――どんな大作も、神が宿る核心的な「一行」をおさえればぐっと理解は楽になる。魂への響き方が違う。究極の読書案内&知的鍛錬術。

日本中世への招待

呉座勇一

中世は決して戦ばかりではない。庶民や貴族、武士の結婚や離婚、病気や葬儀に遺産相続、教育は、中世の日本でどのように行われてきたのか？　その他、年始の挨拶やお中元、引っ越しから旅行まで、中世日本人の生活や習慣を詳細に読み解く。

簡易生活のすすめ

明治にストレスフリーな最高の生き方があった！

山下泰平

明治時代に、究極のシンプルライフがあった！　簡易生活とは、根性論や精神論などの旧来の習慣を打破し効率的な生活を送ろうというもの。無駄な付き合いや虚飾が排除され、個人の能力は最大限に発揮される。おかしくて役に立つ教養的自己啓発書。

スマホ依存から脳を守る

中山秀紀

スマホが依存物であることを知っていますか？　大人も子どもも知らないうちにつきあい、知らないうちに依存症に罹るのがこの病の恐ろしさ。国立病院機構久里浜医療センター精神科医が警告する、ゲーム障害を中心にしたスマホ依存症の正体。

決定版・受験は母親が9割

佐藤ママ流の新入試対策

佐藤亮子

共通テストをめぐる混乱など変化する大学入試にこそ「佐藤ママ」メソッドが利く！　読解力向上の秘訣など新時代を勝ち抜くカギを、4人の子ども全員が東大理Ⅲ合格の佐藤ママが教えます。ベストセラー『受験は母親が9割』を大幅増補。

ひとりメシ超入門

東海林さだお

ラーメンも炒飯も「段取り」あってこそうまい。ショージさんが半世紀以上の研究から編み出した「ひとりメシ十則」を初公開！　ひとりメシを楽しめれば、人生充実は間違いなし。『ひとりメシの極意』に続く第2弾。南伸坊さんとの対談も収録。

朝日新書

閉ざされた扉をこじ開ける
排除と貧困に抗うソーシャルアクション

稲葉 剛

25年にわたり、3000人以上のホームレスの生活保護申請に立ち合うなど貧困問題に取り組む著者は、住宅確保ができずに路上生活から死に至る例を数限りなく見てきた。支援・相談の現場経験から、2020以後の不寛容社会・日本に警鐘を鳴らす。

患者になった名医たちの選択

塚﨑朝子

がん、脳卒中からアルコール依存症まで、重い病気にかかった名医たちが選んだ「病気との向き合い方」。名医たちの闘病法に必ず読者が「これだ！」と思う療養のヒントがある。帚木蓬生氏（精神科）や『「空腹」こそ最強のクスリ』の青木厚氏も登場。

50代から心を整える技術
自衛隊メンタル教官が教える

下園壮太

老後の最大の資産は「お金」より「メンタル」。気力、体力、脳力が衰えるなか、「定年」によって社会での役割も減少します。「柔軟な心」で環境の変化と自身の老化と向き合い、新たな生き方を見つける方法を実践的にやさしく教えます。

江戸とアバター
私たちの内なるダイバーシティ

池上英子
田中優子

武士も町人も一緒になって遊んでいた江戸文化。それはダイバーシティ（多様性）そのもので、一人が何役も「アバター」を演じる落語にその姿を見る。今アメリカで議論される「パブリック圏」をひいて、日本人が本来持つしなやかな生き方をさぐる。

不安定化する世界
何が終わり、何が変わったのか

藤原帰一

核廃絶の道が遠ざかり「新冷戦」の兆しに包まれた不穏な世界。民主主義と資本主義の矛盾が噴出する国際情勢をどう読み解けばいいのか。米中貿易摩擦、香港問題、中台関係、IS拡散、反・移民難民、ポピュリズムの世界的潮流などを分析。

モチベーション下げマンとの戦い方

西野一輝

細かいミスを執拗に指摘してくる人、嫉妬で無駄に攻撃してくる人、意欲が低い人……。こんな「モチベーション下げマン」が紛れ込んでいるだけで、情熱は大きく削がれてしまう。再びやる気を取り戻し、最後まで目的を達成させる方法を伝授。